DES DIVERSES MÉTHODES

DE

TRAITEMENT CHIRURGICAL

DES NÉVRALGIES

DU NERF MAXILLAIRE INFÉRIEUR

ET DE LEURS RÉSULTATS

PAR

A. CHARMENSAT

DOCTEUR EN MÉDECINE

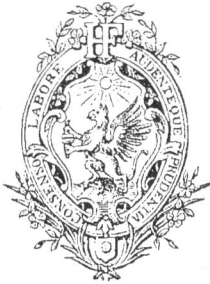

MONTPELLIER

IMPRIMERIE CENTRALE DU MIDI

(HAMELIN FRÈRES)

—

1893

DES DIVERSES MÉTHODES

DE

TRAITEMENT CHIRURGICAL

DES NÉVRALGIES DU NERF MAXILLAIRE INFÉRIEUR

ET DE LEURS RÉSULTATS

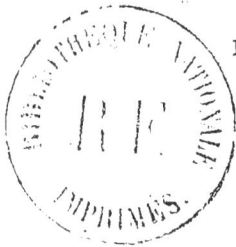

DES DIVERSES MÉTHODES

DE

TRAITEMENT CHIRURGICAL

DES NÉVRALGIES

DU NERF MAXILLAIRE INFÉRIEUR

ET DE LEURS RÉSULTATS

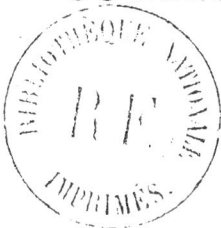

PAR

A. CHARMENSAT

DOCTEUR EN MÉDECINE

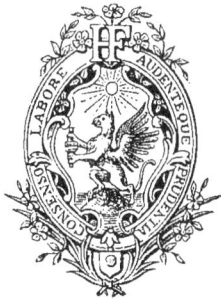

MONTPELLIER

IMPRIMERIE CENTRALE DU MIDI

(HAMELIN FRÈRES)

—

1893

PRÉFACE

—

Parmi les maladies chirurgicales, il en est peu d'aussi douloureuses que les névralgies rebelles ; elles plongent souvent
les malades dans un sombre désespoir, et il n'est pas rare de
leur voir terminer par le suicide une existence intolérable.

C'est en vain, la plupart du temps, que ces malheureux
s'adressent à la médecine ; les ressources thérapeutiques sont
épuisées sans résultat. Alors, décidés à toutes les opérations,
réclamant une guérison ou une amélioration à tout prix, ces
incurables de la médecine s'adressent à la chirurgie, qui in-
tervient souvent d'une façon utile.

Frappé des brillants résultats immédiats obtenus par notre
maître M. le professeur Dubrueil, dans deux cas de névralgie des nerfs dentaire et lingual, nous avons eu l'idée de
faire quelques recherches sur le traitement chirurgical des
névralgies des branches du nerf maxillaire inférieur et sur les
résultats fournis par les diverses méthodes.

Nous avons divisé notre sujet en six chapitres :

CHAPITRE PREMIER. — Historique de la névrotomie, de la
névrectomie et de l'élongation.

1

Nous adressons ici tous nos remerciements à M. le professeur Dubrueil, qui a bien voulu nous permettre de disposer des observations de ses deux malades (observations parues dans la *Semaine médicale*, en décembre 1891 et juillet 1892), et accepter la présidence de cette thèse.

Que M. le professeur agrégé Estor, qui nous a toujours témoigné la plus sympathique bienveillance, veuille bien recevoir l'expression de notre gratitude.

DES DIVERSES MÉTHODES

DE

TRAITEMENT CHIRURGICAL

DES NÉVRALGIES DU NERF MAXILLAIRE INFÉRIEUR

ET DE LEURS RÉSULTATS

CHAPITRE PREMIER

HISTORIQUE

Il n'entre pas dans le cadre de cette étude de signaler les innombrables agents que l'arsenal thérapeutique a mis en œuvre pour obtenir la guérison des névralgies rebelles. La plupart des moyens médicaux, quelle que soit leur plus ou moins grande efficacité, ont procuré des succès et des revers, mais il n'en est aucun qui possède à la fois une action immédiate et définitive. Ils n'offrent de réelles chances de succès que dans la névralgie simple, *sine materiâ*, et de date récente. Très souvent, lors qu'on se trouvera en présence d'une affection de ce genre, très persistante ou tenant à une lésion nerveuse, le traitement médical demeurera infructueux et il faudra, en dernier ressort, faire appel à la chirurgie.

De nombreux moyens ont été employés contre les névralgies rebelles : Trousseau avait préconisé la compression des artères qui se rendent au territoire douloureux.

Nüssbaum, Padruban, Gross, ont réussi à guérir des névralgies faciales, en liant la carotide du côté correspondant. Mais cette opération ne doit être, en règle générale, pratiquée que sur de petites artères ; car elle devient dangereuse, lorsqu'elle porte sur des troncs volumineux. L'arrêt de l'afflux sanguin, en effet, s'il n'a souvent qu'une médiocre influence sur la douleur, expose à la gangrène les parties affectées.

Toutefois, cette opération a pu être pratiquée sur des vaisseaux du calibre de la carotide, sans trop d'inconvénients. Hueter a réuni 54 cas de ligature de la carotide (avec 5 morts) pratiquée dans les cas de névralgie du trijumeau, après épuisement des autres méthodes thérapeutiques. Wyeth a ajouté à cette statistique 16 cas, sur lesquels on compte : 1 mort, 8 guérisons, 2 insuccès, 5 améliorations, datant de deux à six et huit ans.

Certains chirurgiens ont même proposé et pratiqué des amputations dans le cas de névralgies des membres. Mayor (de Lausanne) amputa la cuisse pour une névralgie poplitée, fit une seconde amputation cinq pouces plus haut et finalement désarticula la hanche pour arriver à une guérison. Tyrrel et Bransby-Cooper, dans deux cas de névralgie brachiale, amputèrent l'avant-bras, le bras, et firent enfin la désarticulation de l'épaule. Marshall-Hall cite un cas où le pouce fut désarticulé pour une névralgie consécutive à la ligature de l'artère radiale ; la main fut enlevée ensuite, puis le bras amputé, et enfin désarticulé.

Wagner, dans le même ordre de faits, a pratiqué plusieurs fois la résection partielle du maxillaire supérieur pour des névralgies rebelles de la face. Gross, Denucé et Duplay ont appliqué un procédé analogue à la cure radicale de la névralgie des édentés. Récemment, le docteur Hélie, dans sa thèse, donne huit succès obtenus de cette façon. Nous ne faisons que signaler ces procédés exceptionnels pour nous occuper des véritables méthodes chirurgicales de traitement des névralgies : la névrotomie, la névrectomie et l'élongation.

PREMIÈRE MÉTHODE. — *Névrotomie et névrectomie.* — La névrotomie, qui consiste à interrompre la continuité d'un ou de plusieurs nerfs, de manière à faire cesser l'irritation du côté des centres, dans certaines affections douloureuses, dont le point de départ ou le siège se trouve à la périphérie, paraît avoir été connue de Galien : « Tous les muscles ont des relations assez importantes avec le cerveau et la moelle épinière, car ils ont besoin de recevoir du cerveau ou de la moelle un nerf qui est petit à la vue, mais dont la force est grande. Vous reconnaîtrez ce fait aux lésions de ce nerf. En effet, l'incision, la compression, la contusion, la ligature, le squirrhe ou la pourriture du nerf, enlèvent aux muscles tout mouvement et tout sentiment. En outre, chez un grand nombre de malades, l'inflammation d'un nerf a amené des convulsions ou du délire ; quelques-unes des personnes qui se trouvaient dans cet état, ayant été assez heureuses pour rencontrer un médecin bien avisé, qui coupait le nerf, furent immédiatement délivrées des convulsions et du délire ; mais, à compter de ce moment, le muscle auquel ce nerf se rendait fut chez eux insensible et incapable de servir aux mouvements. »

Ces connaissances tombèrent dans l'oubli le plus profond, et ce n'est que bien longtemps après que Dekkers, Solinguis et surtout Nück (1660-1692), conçurent l'idée de paralyser le nerf en le coupant.

Valsalva, dans le but de guérir une odontalgie qu'il mettait sous la dépendance d'un nerf partant de derrière l'oreille pour se distribuer aux dents, eut l'idée de sectionner ce filet imaginaire; mais c'est à Mareschal, chirurgien de Louis XV, que revient le mérite d'avoir, le premier, au milieu du siècle dernier, divisé le nerf trijumeau pour une névralgie rebelle de la face : « La simple division du nerf douloureux, dit Boyer, a été imaginée et entreprise par Mareschal, vers le milieu du siècle dernier. André a fait connaître les deux cas dans lesquels ce chirurgien célèbre fit cette opération, qui ne fut suivie d'aucun résultat. Il est vrai que, s'étant contenté de faire dans le trajet connu du nerf une simple ponction, il a pu arriver qu'il n'ait pas coupé le nerf, comme il se l'était proposé ; mais la même opération, pratiquée plus tard avec les précautions convenables, n'a procuré qu'un soulagement momentané et quelquefois même a déterminé des accidents fâcheux. Quoi qu'il en soit, on a généralement reconnu l'insuffisance de la simple division des nerfs; on a senti la nécessité de recourir à un procédé plus efficace. C'est dans ce but qu'André appliquait la pierre à cautère sur le trajet du nerf et le cautérisait dans une certaine étendue, et que d'autres se sont servis d'un fer rouge pour produire le même effet ; c'est dans ce but également qu'on a substitué l'ablation d'une portion du nerf à sa simple incision. La cautérisation, selon la méthode d'André, a l'inconvénient de produire une difformité beaucoup plus grande que celle qui succède à l'ablation d'une portion du nerf, mais aussi elle offre plus de chances de succès; elle détruit non seulement toute l'épaisseur du nerf dans une certaine étendue, mais encore elle attaque également tous les filets nerveux qui en partent dans une étendue assez considérable, et qui, pouvant participer à la maladie seraient comme le tronc principal, susceptibles d'entretenir la douleur après la résection de celui-ci. Ce n'est pas le raisonnement seul qui me porterait à donner la préférence à la cautérisation ; l'expérience justifie cette préférence, et, pour s'en convaincre, il suffit de comparer les résultats obtenus par André à ceux qu'on retire chaque jour de l'autre procédé. »

En 1768, Vieillard publia trois essais d'incision du sous-orbitaire. Il eut deux insuccès et une mort ; aussi se prononce-t-il contre l'intervention.

Un certain nombre de chirurgiens de la fin du siècle dernier, tels que Sabatier, Rittel, Van Vy, Leydig, Schlichting, Kapp, Pujol, firent des résections des branches du trijumeau avec des succès divers.

Vers 1800, Paletta, se doutant que la constance de l'insuccès pouvait dépendre de la cicatrisation du nerf sectionné, émit l'idée que, plus la portion du nerf enlevée serait grande, plus l'on serait garanti contre la récidive. C'était la création de la névrectomie. Pour empêcher la cicatrisation des bouts du nerf, il employa dans la section une lame rougie à blanc ; procédé supérieur à l'incision simple, mais encore insuffisant.

En 1822, Descot publia le premier travail sérieux sur la question. Après avoir retracé, dans une première partie de son mémoire, les connaissances de son époque sur l'anatomie, l'histologie et la physiologie expérimentale des nerfs, l'auteur traite dans la seconde partie les névralgies. Le chapitre consacré à la prosopalgie est écrit avec une précision et une clarté telles que, pendant longtemps, on n'a rieu eu à y ajouter. Amené à s'occuper du traitement, il reconnaît l'insuffisance des moyens médicaux et préconise l'intervention chirurgicale. Mais, tout entier au souvenir des résultats obtenus par André, il conclut « qu'on préfère généralement employer avec succès la cautérisation, la simple incision étant trop souvent suivie de récidive. »

De 1830 à 1840, malgré l'espèce de proscription formulée par Boyer contre la section des nerfs, la plupart des chirurgiens connus, Velpeau, Delpech, Boyer, Bérard, Malagodi, en France; Mayo, Cooper, Crampton, Palmer, en Angleterre; Chol, en Allemagne, firent des névrectomies. En 1830, les Américains John Lemoinne et Waren avaient réséqué le dentaire inférieur par trépanation de la branche montante du maxillaire.

L'abus qu'on fit des résections et leurs déplorables résultats, facilement explicables, du reste, puisqu'elles s'appliquaient dans la plupart des cas aux névralgies faciales, les plus rebelles de toutes, amenèrent une protestation générale contre cette méthode; elle disparut presque complètement du cadre des opérations reçues. C'est à peine si, de 1840 à 1852, on peut trouver, dans les écrits de Valleix (1841), de Malgaigne (1841), de Syme (1850), de Guérin (1851), la description de quelques cas de résections nerveuses.

Faut-il chercher dans la publication des travaux de Waller *Mémoire sur une nouvelle méthode pour l'étude du système nerveux*, in *Archives de médecine*, 1852) la cause du changement qui s'opéra dans les esprits vers cette époque? Il est plus probable que c'est la publication des faits de Jules Roux, qui vint, sinon absoudre de son passé, du moins faire revivre cette méthode oubliée. Toujours est-il que, l'élan une fois donné, on voit les opérations de ce genre se multiplier en Europe.

Pontoire (de Clairvaux) publie une résection du mentonier, en 1854; Hergott, une résection du dentaire en 1855.

En Autriche, Roser (de Marbourg) publia la première résection du nerf lingual; toutefois, c'est à Hilton, chirurgien de Guy's Hospital, que revient le mérite d'avoir fait le premier, en 1850, la section de ce nerf pour une névralgie intolérable liée à l'existence d'un épithéliome ulcéré de la langue. Moore, de Midlessex's Hospital, préconise beaucoup cette opération, à laquelle il a eu recours quatre fois, de 1860 à

1863, en y joignant la ligature de l'artère linguale. (Holmes-Coote, in *Traité de chirurgie de Holmes.*)

En Italie, Inzani sectionne le dentaire inférieur et le lingual. Vanzetti, en 1866, ajoute une nouvelle section du lingual et fait sur les résections nerveuses un travail qu'il soumet à la Société de chirurgie de Paris.

En Prusse, Wagner commence la série de ses résections nerveuses, en 1854; En Allemagne, Langenbeck et Linhart ajoutent quelques faits nouveaux.

Nélaton opère le nerf buccal par la bouche, laissant ainsi la peau intacte ; son procédé n'a jamais été publié et l'on n'a quelques détails succincts, sur le manuel opératoire, que par une très courte note publiée dans le *Bulletin de thérapeutique* ed 1864.

Rigault (de Strasbourg) propose, pour empêcher la récidive des névralgies, de replier les extrémités nerveuses.

Heymann conseille dans sa thèse d'attirer l'extrémité des nerfs sectionnés en dehors de la plaie, au moyen d'une épingle, et de faire cicatriser la plaie sur cette portion même qui se gangrènera.

Malgaigne publie, en 1861, son *Traité de médecine opératoire,* contenant plusieurs procédés nouveaux.

De 1864 à 1873, les travaux se poursuivent, surtout en Allemagne et en France.

Victor von Bruns, dans un chapitre de son *Traité de chirurgie pratique,* donne une sorte de monographie sur la névrotomie des nerfs de la face. Wagner (de Strasbourg) publie, en 1870, un travail sur le même sujet.

En France, sous l'impulsion de Michel et de Bœckel, se produisent les thèses de Voisart (1864), Goux (1866), de Faucon (1870), à la Faculté de Strasbourg.

Nélaton, en 1864, publie la guérison d'une névralgie faciale, obtenue par la résection des nerfs sous-orbitaire et mentonnier. M. le professeur Verneuil fait, en 1866, à la Société de chirurgie, une intéressante communication sur les sections nerveuses.

Arloing et Tripier publient, en 1868, leurs recherches sur les effets produits par les sections et résections nerveuses.

En 1873, paraît le traité de Létiévant.

En Amérique, Weir-Mitchell fit paraître un *Traité sur les lésions des nerfs et leurs conséquences.*

M. le professeur Panas lit à l'Académie de médecine, en 1873, une *Note sur la résection du nerf buccal.*

En Italie, Parona (1877) publie un mémoire dont le premier chapitre, intitulé *Maladies des nerfs*, est une étude complète des indications et des procédés de la névrotomie du nerf dentaire inférieur. Il s'arrête à la voie buccale par le procédé de Paravicini.

En 1882, Michon soutient sa thèse sur les moyens chirurgicaux employés dans le traitement de la névralgie faciale rebelle.

En 1884, Vanderweer traite la névralgie faciale par la résection du ganglion de Meckel (*Transact. of the americ. surg. associat.*, 1883).

Fritz Salzer fait paraître dans les *Archives de Langenbeck*, 1888, une étude complète de la résection du maxillaire inférieur au niveau du trou ovale. Pancoast en 1872, Krönlein en 1884, avaient déjà publié des articles sur ce même sujet qui fut longuement discuté au dix-septième Congrès de la Société de chirurgie allemande (*Centralblatt für Chirurgie*, 1888).

En 1889, le professeur L. Tripier (de Lyon) présente à la Société de chirurgie trois observations de résection de toute la portion intra-canaliculaire du nerf dentaire inférieur.

Nous signalerons encore les thèses de Vernet (1889), Raulin (1891, Bordeaux), faites sous l'inspiration de M. le professeur Demons.

M. le professeur Dubrueil publie dans la *Semaine médicale* (1891, 1892) les deux observations qui font le sujet de cette thèse.

En même temps paraissait, dans le *British medical Journal*, un travail de M. Horsley sur les différents procédés de traitement chirurgical des névralgies du trijumeau.

M. le professeur agrégé Pollosson a communiqué récemment au dernier Congrès de chirurgie une observation de polynévrectomie successive du nerf dentaire inférieur.

Les névrectomies se sont tellement multipliées dans ces dernières années, qu'il nous est impossible, dans un historique aussi sommaire, d'énumérer tous les chirurgiens qui se sont occupés de la question ; nous nous bornerons à citer parmi les plus connus, les noms de : Sonnenburg, Nicoladoni, Langenbüch, Marcuse, Krönlein, Rydigier, Israël, Grisson, Mickulicz, Bland-Sutton, Billroth, Bergmann, Chavasse, Mollière, Lössen, Brown, Segond, Schwartz, Thiersch et William Rose.

II. Élongation. — La deuxième méthode de traitement des névralgies, l'élongation, est d'origine toute moderne ; son apparition, dans la thérapeutique chirurgicale, ne date guère en effet que de vingt ans. Elle a d'abord été étudiée, au point de vue purement expérimental, par un certain nombre de physiologistes, parmi lesquels nous citerons : Harless, Hüber (en 1858), Valentin (en 1864), et Weir-Mitchell (en 1872) ; des expériences plus nombreuses et plus précises furent ensuite faites par Schleich, Tutscheck, Vogt, Conrad, Quinquaud, Trombetta, Brown-Sequard, etc., etc.

C'est à Nüssbaum que revient l'honneur de la découverte de cette nouvelle opération. En 1860, pendant une résection du coude faite par ce chirurgien, le crochet de l'assistant distendit fortement le nerf cubital ; les crampes tétaniques qui exis-

taient dans le membre disparurent à la suite de cette intervention. En 1869, Billroth, soignant un malade atteint d'épi-
lepsie jaksonienne localisée au membre inférieur droit, et
survenue à la suite d'une contusion violente de la fesse, crut
à l'irritation du nerf par une esquille, le dénuda et ne trouva
rien. La distension qu'avait subie le nerf suffit néanmoins à
amener la guérison. Nüssbaum, qui eut connaissance de cette
observation, rapportant les heureux résultats obtenus dans
ces deux circonstances à l'élongation, eut l'idée de se servir
de cette méthode dans le traitement des affections des nerfs.

C'est en 1872 qu'il pratiqua la première élongation volon-
taire sur un homme qui, à la suite d'un coup de crosse de
fusil reçu à la bataille de Bazeilles, avait été atteint d'anesthésie et de contracture localisées au membre supérieur et à
tout le côté gauche du thorax. Le résultat fut assez surpre-
nant : la sensibilité revint pendant que la contracture disparaissait. Ce succès contribua beaucoup à la propagation de la
méthode. La même année, Gartner, chirurgien de Stuttgart,
pratiqua cette opération dans un cas analogue ; elle fut renou-
velée en 1874, par Callender, pour une névralgie avec contracture siégeant dans la sphère de distribution du nerf mé-
dian.

Depuis le mémoire de Schleich, le grand fait déjà entrevu
par Harless et Hüber, l'abolition de la sensibilité et la conser-
vation relative ou absolue de la motilité, ce fait à la fois si
inattendu et si précieux, était déjà connu, mais c'est seulement en 1874 que Vogt eut, le premier, l'idée de mettre à pro-
fit cette action spéciale de l'élongation dans un cas de scia-
tique. Il se servit de la méthode non sanglante, qui consiste
à fléchir le membre malade à angle droit sur la hanche, la
jambe étant dans l'extension.

En 1876, il publie un mémoire où le côté expérimental de
la question est parfaitement étudié. Il conclut de ses expé-

riences sur le cadavre, que l'élongation n'agit pas sur les centres, mais seulement sur la périphérie; c'était une erreur, ainsi que le démontra plus tard Gilette. En 1877, il fit encore paraître deux observations de névralgie faciale traitée par l'élongation.

A la même époque parut la thèse de Duvault, où est consignée l'observation de M. le professeur Verneuil, qui, le premier en France, tenta l'élongation pour une névralgie du musculo-cutané. M. Verneuil a fait subir à cette méthode certaines modifications, il remplace le simple étirement au moyen de la pince ou du crochet mousse par l'élongation unie à l'écrasement sur la sonde cannelée. C'est l'élongation proprement dite, combinée à une sorte de névrotomie sous-névrilématique. Dans la même thèse, se trouvent relatées les expériences de MM. Terrillon et Marchand.

M. Blum, en 1877, a été le premier à pratiquer l'élongation pour arrêter un processus morbide prenant son point de départ dans une lésion locale nettement déterminée; une partie des fonctions du nerf malade se rétablit.

Dès cette époque, les expériences se multiplièrent; Conrad, sous la direction de Landois, affirme de nouveau, après Schleich, la disparition de la sensibilité, à la suite de l'élongation du nerf, alors que le pouvoir des fibres centrifuges est en grande partie, sinon totalement, conservé.

En 1880, Debove introduit en France la méthode de Langenbuck et pratique l'élongation chez un ataxique; Gilette, l'année suivante, suit son exemple pour un malade présentant des douleurs fulgurantes; la même opération avait déjà été pratiquée par Gussenbauer, Esmarck et Erlenmeyer. Cette opération est actuellement abandonnée.

Brown-Séquard, Quinquaud et Laborde étudient les lésions anatomiques et les troubles fonctionnels produits par l'élongation.

A la même époque paraissaient les thèses de Scheving, où sont relatées les deux observations de M. Monod, de Wiet et de Nicolas. Nous citerons à l'étranger les revues remarquables de Chandler et d'Omboni, et les travaux moins complets de Stinzing, de Fenger et Lee, enfin le travail important de M. le professeur Chauvel.

Mouchet et Marc Sée, en 1881 et 1882, Polaillon, en 1883, communiquent à la Société de chirurgie des observations d'élongation du dentaire inférieur.

Le Dentu présente, en 1881, à la même Société, un cas d'élongation du lingual, pour un tic douloureux de la face ; un second cas d'élongation de ce nerf a été publié la même année dans la thèse de Hessler.

Parmi les chirurgiens qui, à l'étranger, se sont le plus occupés de la question, nous citerons : Baüm, Czerny, Langenbeck, Petersen, Nüssbaum, Vogt, en Allemagne ; Kocher, en Suisse ; en Angleterre, Bramwel, Chiene, Higgins, Grainger-Stewart ; en Italie, Trombetta ; aux États-Unis, Gen, Pooley ; Masing et Tarchanoff, en Russie.

III. — Les deux grandes méthodes thérapeutiques dont nous venons de retracer rapidement l'historique ont été modifiées ou combinées de diverses façons par quelques chirurgiens. Sans revenir sur la modification proposée par M. Verneuil, et dont nous avons déjà eu l'occasion de parler, nous signalerons celle de M. Blum, qui présenta en 1882, à la Société de chirurgie, une communication « sur l'arrachement du nerf sous-orbitaire. » M. Pozzi, dans son rapport, refusa à cette opération le nom de méthode nouvelle, pour ne la considérer que comme une simple élongation poussée à l'extrême.

En 1878, Czerny pratiqua l'extension suivie de la résection du nerf sous-orbitaire. Il n'obtint un succès qu'après un traitement prolongé.

En 1880, Eugen Hahn présente au Congrès de la Société allemande de chirurgie deux observations de névralgie du trijumeau traitées par l'élongation, suivie de la résection du nerf maxillaire inférieur, au niveau du trou ovale. La guérison s'était maintenue après deux ans dans le premier cas, après dix-huit mois dans le second.

Cette opération fut faite la même année par Crédé.

Polaillon ayant à traiter, en 1882, un malade auquel il avait étiré sans succès le nerf dentaire inférieur, combina l'élongation du nerf avec la section et l'arrachement du bout périphérique.

M. Monod vint communiquer, en 1884, à la Société de chirurgie, un procédé particulier de traitement des névralgies du nerf dentaire inférieur, consistant dans la trépanation du maxillaire inférieur à 2 centimètres en arrière du trou mentonnier, arrachement de l'extrémité centrale du nerf et résection de toute l'extrémité périphérique. M. Monod a obtenu deux succès par cette méthode.

M. Jeannel (de Toulouse), qui l'a employée également deux fois, a vu chez un de ses opérés la névralgie récidiver au bout de deux mois.

CHAPITRE II

CONSIDÉRATIONS SUR L'ANATOMIE ET LA NÉVRALGIE DU NERF MAXILLAIRE INFÉRIEUR.

L'étude des différents procédés de traitement chirurgical du nerf maxillaire inférieur étant assez complexe, il nous a paru utile de retracer, aussi brièvement que possible, la topographie des régions où l'on est appelé à opérer.

NERF MAXILLAIRE INFÉRIEUR. — Troisième et dernière branche du trijumeau, le nerf maxillaire inférieur est formé par deux racines : une racine sensitive qui se détache de la partie la plus externe du ganglion de Gasser, en dehors du maxillaire supérieur ; la seconde n'est autre que la petite racine du trijumeau. Simplement accolées et comprises dans un dédoublement de la dure-mère, ces deux branches poursuivent leurs trajet en dehors et un peu en avant, vers le trou ovale. Leurs faisceaux anastomotiques forment en ce point le plexus rétiforme de Santorini ; mais c'est seulement à quelques millimètres au-dessous, qu'elles se fusionnent pour constituer un tronc unique, qui, après un très court trajet, se résout en un bouquet de sept branches terminales. Parmi celles-ci, le nerf temporal profond moyen et le nerf du ptérygoïdien interne, étant exclusivement moteurs ; le nerf massétérin, quoique fournissant un filet sensitif, quelquefois double à l'articulation temporo-maxillaire, n'étant jamais le siège de névralgie, nous n'avons pas à nous en occuper. Les quatre dernières branches sont : le dentaire, le lingual, le buccal et l'auriculo-temporal, appelé aussi temporal superficiel.

NERF DENTAIRE INFÉRIEUR. — Le nerf dentaire inférieur, quoique moins volumineux que le lingual, est de beaucoup la branche la plus importante au point de vue pathologique. Né immédiatemment, comme le lingual, au-dessous du ganglion otique, il continue de suivre la direction du tronc d'origine. Dans la première partie de son trajet, il est situé entre les deux ptérygoïdiens, puis il se porte en bas, en avant et un peu en dehors, entre le ptérygoïdien interne et la branche montante, pour atteindre l'orifice supérieur du canal dentaire.

Peu après son origine, il s'anastomose avec le lingual, et à son entrée dans le canal il fournit le myloïdien, qui s'anastomose également avec les filets terminaux du lingual.

Pénétrant alors dans le canal dentaire, il le parcourt dans toute son étendue pour venir sortir au niveau du trou mentonnier.

L'orifice supérieur du canal dentaire, dont la situation exacte est importante à connaître au point de vue chirurgical, est situé à peu près à la partie moyenne de la branche montante du maxillaire, un peu plus rapproché cependant du bord postérieur, que du bord antérieur de cette branche. Il est surmonté, à sa partie antérieure, d'une petite proéminence osseuse, l'épine de Spix, qui sert de point de repère important, dans la résection du dentaire par le procédé de Michel. Cette épine offrirait des différences considérables suivant le sujet, s'il faut en croire Ricoux, qui, sur 10 maxillaires pris au hasard, l'a trouvée une fois beaucoup plus petite qu'à l'état normal ; dans un second cas, elle était à peineperceptible.

Le canal dentaire, que le nerf parcourt dans toute son étendue, ainsi que nous l'avons déjà vu, a une direction curviligne, à concavité antéro-supérieure ; quant à sa situation, elle varie suivant l'âge. D'une façon générale, chez l'adulte, c'est dans l'intervalle des deux premières grosses molaires que se trouve le point où le canal se rapproche le plus du bord inférieur de l'os. Il en est distant de 8 millimètres environ. Il s'élève ensuite plus en arrière qu'en avant, pour aboutir à ses orifices. Au niveau du trou mentonnier, il se dirige brusquement en dehors pour venir aboutir à cet orifice, après un trajet transversal de 5 millimètres environ.

Sur cinquante-huit mâchoires, MM. Paulet et Sarrazin (*Atlas d'anatomie*); Molière, sur trente-huit pièces sèches, ont toujours trouvé le trou mentonnier au niveau de la deuxième prémolaire. Molière croit qu'on a tort, en cherchant à évaluer la distance qui sépare ce trou du bord inférieur de l'os, car elle est essentiellement variable ; tandis que du collet de la canine à cet orifice on trouve, dans les trois quarts des cas (vingt-huit fois sur trente-huit), 20 millimètres.

Dans toute l'étendue de son trajet intra-osseux, le nerf dentaire fournit au niveau de chaque dent de petits plexus qui envoient un filet dans chacune des racines, puis, passant entre les alvéoles, ressortent dans les gencives. Il donne également de petits filets anastomotiques avec le mylo-hyoïdien et le lingual. Enfin un rameau incisif se divisant en trois rameaux secondaires est destiné à la canine et aux deux incisives.

A sa sortie, le nerf prend le nom de nerf mentonnier. Il forme aussitôt un large bouquet, dont les branches se portent les unes en avant à la peau du menton, de la joue et de la lèvre inférieure, les autres vont en divergeant se disséminer dans la peau de la joue. Quelques-unes pénètrent jusqu'à la muqueuse.

NERF LINGUAL. — Le nerf lingual, appelé anciennement petit hypoglosse, est considéré comme la terminaison du maxillaire inférieur, dont il est la branche la plus volumineuse. Ce nerf, qui prend naissance dans la fosse ptérygo-maxillaire, en avant du dentaire, lui est d'abord accolé ; il s'en sépare bientôt à l'angle très aigu pour se porter vers la pointe de la langue, en décrivant une courbe à concavité antéro-supérieure.

Il présente ainsi deux portions : une portion verticale descendante et une portion horizontale. La première est située d'abord entre le pharynx et le ptérygoïdien externe ; plus bas, entre les deux ptérygoïdiens, et finalement entre le ptérygoïdien interne et la branche montante du maxillaire. Le nerf change ensuite brusquement de direction et vient se placer au-dessous de la muqueuse du plancher de la bouche pour pénétrer dans la langue en dedans de la glande sub-linguale et s'épanouir en de nombreux filets qui se distribuent à la muqueuse des deux tiers antérieurs de l'organe, c'est-à-dire à la muqueuse et aux glandes de la langue placées en avant du V lingual. Dans cette dernière partie de son trajet, il répond en dehors et en bas à la glande sous-maxillaire et à la face profonde du muscle mylo-hyoïdien ; en dedans, au muscle hyo-glosse, au canal de Wharton qu'il croise, puis au génio-glosse à la face externe duquel il se trouve appliqué.

Durant son trajet, le lingual présente quatre anastomoses, dont deux seulement sont importantes. La première, située un peu au-dessous du ganglion otique, n'est autre que le rameau déjà décrit que lui envoie le nerf dentaire. La deuxième, beaucoup plus importante, est la corde du tympan, branche du nerf facial qui s'unit au lingual d'une manière intime, d'où le nom de tympanito-linguale donnée à la partie du nerf qui fait suite à cette anastomose.

Les autres filets anastomotiques, moins considérables, établissent une communication avec l'hypoglosse et le myloïdien.

Au lingual sont annexés deux petits renflements ganglionnaires, le ganglion sous-maxillaire et le ganglion sub-lingual découvert par Blandin.

Le plus grand nombre des filets terminaux de ce nerf sont destinés à la portion de la muqueuse linguale qui recouvre la face inférieure, les bords et les deux tiers antérieurs de la face dorsale de l'organe. Quelques-uns, en plus petit nombre, vont se perdre dans la muqueuse du voile du palais, les amygdales, ainsi que dans la muqueuse des gencives et du plancher de la bouche.

NERF BUCCAL. — Détaché du maxillaire inférieur dans la fosse ptérygo-maxillaire, le nerf buccal se dirige en avant et en dehors, en passant d'abord entre les deux faisceaux du ptérygoïdien externe, puis il gagne le bord antérieur du masséter en se plaçant entre l'apophyse coronoïde et la tubérosité du maxillaire supérieur. Il se trouve à ce niveau entre la face postérieure du masséter et la face antérieure du buccinateur, sur laquelle il est fortement appliqué. Il atteint ainsi le bord antérieur du masséter, en suivant une ligne qui, du milieu de ce bord, atteint la commissure des lèvres. Il s'épanouit ensuite en filets divergents qui s'anastomosent avec les filets du facial, en arrière du point de pénétration du canal de Sténon. Ces filets se terminent dans la peau de la joue et dans la muqueuse après avoir traversé le muscle.

Suivant les uns (Longet, etc., etc.), aucun filet ne s'arrêterait dans le muscle buccinateur; d'après d'autres, au contraire (Cruveilhier, etc.), le buccinateur serait innervé par quelques filets du buccal.

On voit, d'après ces dispositions, que la position du nerf est relativement profonde, si on le recherche par la voie cutanée, puisqu'il est appliqué par un feuillet cellulo-aponévrotique contre la face externe du muscle buccinateur. On n'arrive donc à l'atteindre qu'après avoir traversé la peau, la couche cellulo-adipeuse sous-cutanée assez épaisse à cet endroit, extirpé la boule graisseuse de Bichat et sectionné l'aponévrose d'enveloppe du buccinateur. Ce qui constitue le danger le plus sérieux de cette opération, c'est la crainte de léser le canal de Sténon et les filets du facial. Du côté de la bouche, l'opération n'est guère plus facile, car le nerf est séparé de la muqueuse par toute l'épaisseur du muscle buccinateur.

NERF AURICULO-TEMPORAL. — Ce nerf, appelé aussi temporal superficiel, naît à la partie postérieure du maxillaire inférieur par deux racines, formant une sorte de boutonnière à travers laquelle passe l'artère méningée moyenne. Bientôt réunies, ces racines constituent un gros filet nerveux, qui se porte en bas et en arrière, contourne le col du condyle de la mâchoire inférieure, et, s'infléchissant brusquement en haut, passe entre la tubérosité zygomatique et le conduit auditif externe, et arrive ainsi dans la région temporale où il se termine.

————————

Les branches du nerf maxillaire inférieur, que nous venons de passer en revue, ne sont pas toutes également le siège de névralgies. Le dentaire inférieur et le lingual sont fréquemment atteints ; le buccal et l'auriculo-temporal le sont, au contraire, rarement.

Les symptômes des névralgies de la troisième branche du trijumeau ne diffèrent pas de ceux des autres névralgies, aussi ne ferons-nous que les passer rapidement en revue.

La douleur est le symptôme principal ; elle est formée de deux éléments distincts :

1° Un endolorissement, parfois continu, qui fait rarement défaut ;

2° Une douleur intermittente, apparaissant sous forme d'accès.

M. Jaccoud a montré que cette intermittence s'expliquait tout naturellement par la loi d'épuisement des actions nerveuses. Les accès, dont la durée varie de quelques minutes à quelques heures, éclatent brusquement, la douleur prenant naissance en un ou plusieurs points, généralement profonds. De là, elle s'irradie, tantôt remontant, tantôt descendant rapidement suivant le trajet du nerf. Les malades la comparent à des coups d'aiguille ou de couteau, à une brûlure ou à une morsure.

L'intensité des accès est absolument variable : souvent elle atteint un tel degré d'acuité qu'elle arrache des plaintes au patient ; puis elle disparaît subitement ou progressivement. Pendant les paroxysmes, la douleur, quoique restant plus violente sur le trajet du cordon atteint, s'irradie aux autres branches du trijumeau ou même à des nerfs plus éloignés. Le retour des accès a lieu sans règle, tout est prétexte à récidive ; un mouvement quelconque, un courant d'air, une pression légère (une pression forte calme, au contraire, la douleur, lorsque la névralgie est d'origine périphérique). Quelquefois, cependant, les accès reparaissent à époque fixe, affectant aussi une certaine périodicité.

Les points de départ des douleurs qui sillonnent le nerf maxillaire inférieur ont un siège d'élection. Ils sont localisés dans certaines zones restreintes, que Valleix a minutieusement indiquées, et qui, pour la plupart des auteurs, sont caractéristiques. Ces points sont les suivants :

1° Point mentonnier où émerge et s'épanouit le nerf dentaire inférieur ;

2° Points labiaux et linguaux ;

3° Points dentaires ;

4° Point temporo-maxillaire au devant de l'articulation de ce nom;

5° Point temporal au devant du tragus.

Anstie, dans son ouvrage sur les névralgies, signale un point douloureux sur la bosse pariétale.

Ces points douloureux sont souvent difficiles à rencontrer, car ils peuvent être d'une étendue fort limitée et se trouver à quelque distance de leur siège habituel. Ils manquent même assez souvent (Romberg, Lasègue).

Les phénomènes douloureux ne sont pas toujours l'unique manisfestation de la névralgie ; on observe souvent des troubles variés de l'innervation : hyperesthésie, hyperalgésie ou anesthésie.

On rencontre aussi des troubles de la mobilité, consistant en phénomènes d'excitation ou de paralysie. Ces derniers sont très rares ; les premiers s'observent souvent dans la névralgie des différentes branches du trijumeau, dont ils constituent parfois le caractère le plus saillant, ce qui a fait donner à cette névralgie le nom de *tic douloureux de la face*. Ces mouvements atteignent, pendant l'accès douloureux, les muscles de la région affectée; or, ces muscles n'étant pas animés par le trijumeau, il y a lieu de supposer une action réflexe sur le facial.

L'hyperémie de la peau, parfois très accentuée, tient aux frottements énergiques du malade ou à des troubles vaso-moteurs.

Lorsque le lingual est atteint, on constate souvent de l'augmentation ou de la diminution de la sécrétion salivaire. La muqueuse buccale est injectée. La mastication est douloureuse, parfois même impossible.

Les troubles trophiques observés consistent en vésicules d'herpès, gingivite ou gonflement unilatéral de la langue du côté malade.

Parmi les causes prédisposantes, la plus importante est certainement l'âge. Tous les auteurs sont d'accord pour constater l'extrême rareté des névralgies dans l'enfance, c'est une affection de l'âge mur, de quarante à cinquante ans. Horsley cite, comme exceptionnelle, une névralgie du nerf sous-orbitaire, survenue à l'âge de vingt-sept ans.

Les affections constitutionnelles : anémie, syphilis, goutte, rhumatisme, intoxications malarique, saturnine ou mercurielle, paraissent jouer un certain rôle dans leurs apparitions.

Les tumeurs de toute nature, l'inflammation des rameaux périphériques, les lésions du maxillaire inférieur, l'ostéo-périostite des canaux, la carie dentaire, les petits névromes intra-alvéolaires consécutifs à des évulsions dentaires (Duplay), produisent des névralgies appelées symptomatiques par opposition aux névralgies spontanées, idiopathiques ou *sine materiâ* des anciens auteurs.

Ces névralgies symptomatiques, lorsqu'elles durent pendant longtemps, finissent par amener des altérations anatomiques, elles deviennent de véritables névrites ascendantes.

Les altérations du côté des centres peuvent même quelquefois être primitives. Elles donnent naissance à une variété de névralgies symptomatiques, sur laquelle nous reviendrons à propos des indications opératoires.

CHAPITRE III

PROCÉDÉS OPÉRATOIRES

RÉSECTION DU NERF MAXILLAIRE INFÉRIEUR ET DE SES BRANCHES.

I. — Nerf maxillaire inférieur au niveau du trou ovale :

Voie cutanée...... { Pancoast, Crédé, Krönlein, Israël, Rydigier, Salzer, Grisson, Bland-Sutton, Mickulicz, Billroth, Ulmann, Horsley.

II. — Nerf dentaire inférieur. — 3 points d'élection pour la résection :

A. A l'entrée du canal dentaire......

 Voie buccale { Lizars, Michel, Paravicini, Mosetig-Moorhof, Létiévant, Lanelongue.

 Voie trans-maxill. { Waren, Velpeau, Langenbüch, Marcuse, Garretson, Horsley, Dubrueil.

 Voie rétro-maxill. { Sonnenbürg, Chauvel, Nicoladoni, Galignani.

B. dans le canal..... { Voie cutanée { Roux, Schoenborn, Gross, Tripier, Demons.

C. à la sortie du canal { Voie cutanée | Bonnet, Roux, Beau, Monod.

Voie buccale | Malgaigne, Bœckel.

III. — Nerf lingual :

Voie buccale) Hilton, Moore, Collin, Roser, Michel, Vanzetti,
               Létiévant, Lössen.

Voie
trans-maxill.) Inzani, Linhart, Dubrueil.

Voie
rétro-maxill.) Dolbeau.

Voie
sous-maxill.) Luschka.

IV. — Nerf buccal :

Voie cutanée | Michel, Létiévant, Zuckerkandl.
Voie buccale | Nélaton, Panas, Holl.

V. — Nerf auriculo-temporal :

Voie cutanée | Michel, Le Dentu.

I. **Nerf maxillaire inférieur.** — Les récidives survenues
à la suite des névrectomies des branches du maxillaire inférieur ont poussé quelques chirurgiens à faire porter l'intervention sur le tronc même du nerf, à la base du crâne, c'est-
à-dire au niveau du trou ovale. Les opérations de ce genre
assez nombreuses (on compte dans la science une trentaine
d'observations de résection ou d'élongation du nerf maxillaire
inférieur) ont été pratiquées surtout en Allemagne, en Angleterre et en Amérique. Pancoast l'aîné (de Philadelphie), qui y
eut le premier recours, décrivit le procédé opératoire qu'il
avait employé, en 1872 (*Philadel. medical Times*).

Deux incisions verticales sont pratiquées : l'une suit le bord
antérieur de l'apophyse coronoïde, la deuxième le bord postérieur de la branche du maxillaire inférieur en partant du
condyle ; elles sont réunies par une troisième incision horizontale, passant au-dessus du canal de Sténon. Le lambeau com-

prenant la peau, le tissu cellulaire et le masséter, est séparé de l'os et relevé. Section du tendon du muscle temporal avec des ciseaux, à la pointe de l'apophyse coronoïde, qui est elle-même sciée à sa base et enlevée. Ligature de l'artère maxillaire interne. Les fibres du ptérygoïdien interne qui gênent l'opérateur ayant été écartés avec l'index ou coupés à l'aide d'un bistouri de Cooper, on aperçoit le nerf, qui est réséqué à l'aide de pinces et de petits ciseaux droits.

Crédé (1880) essaya après Hahn d'agir sur le nerf maxillaire inférieur au milieu du trou ovale, mais cela en vue de pratiquer l'élongation. Cependant, en raison de certaines circonstances, il joignit à l'élongation la résection d'une portion du nerf. Voici son procédé qui est une modification de celui de Lücke ou de Lössen :

Deux incisions, limitant un lambeau triangulaire à base inférieure, mettent à découvert l'articulation temporo-maxillaire.

La partie moyenne de l'arcade zygomatique est réséquée, le condyle de la mâchoire inférieure luxé et maintenu fortement abaissé au moyen d'un crochet mousse, placé entre lui et l'apophyse coronoïde. Crédé gagna ainsi la face postérieure du maxillaire et atteignit, par cette voie, la troisième branche du trijumeau, au moment où elle sort du trou ovale.

L'opéré guérit rapidement, et la mâchoire au bout de trois mois avait repris toutes ses fonctions. A cette date, les douleurs n'étaient pas revenues.

Krönlein, en 1885, a réséqué dans la même séance les nerfs maxillaires supérieur et inférieur au ras du trou grand rond et du trou ovale. Son procédé diffère assez du précédent : il a sectionné transversalement l'apophyse coronoïde pour le relever en haut avec le muscle temporal. De la sorte, en disséquant les parties molles, il est parvenu jusqu'aux orifices de la base du crâne.

Salzer a modifié ce procédé en remplaçant la section de l'apophyse coronoïde par la manœuvre suivante : Incision courbe à convexité inférieure qui commence à une extrémité de l'arcade zygomatique pour finir à l'autre. Il résèque temporairement cette arcade. Le muscle temporal est séparé du crâne et rabattu. Il met alors à nu les ramifications de la troisième branche du trijumeau. L'apophyse coronoïde ne gêne pas lorsque la mâchoire est modérément ouverte. Les vaisseaux de la fosse ptérygoïde sont en dehors du champ opératoire et protégés par le ptérygoïdien externe. Le trou ovale serait ainsi très facile à atteindre.

Grisson (1887) pratiqua la résection des deuxième et troisième branches du trijumeau, par les procédés de Lücke et de Krönlein : il eut 3 guérisons qui ont persisté au delà de deux années.

Bland-Sutton, en 1887 également, réséqua la troisième branche du trijumeau à la sortie du crâne, chez un homme atteint de tic douloureux de la face, lié à l'existence d'un néoplasme comprimant les ramifications du maxillaire inférieur. La relation de cette opération, contenue dans le *British medical Journal*, n'indique pas le procédé opératoire employé par l'auteur. On éprouva des difficultés nombreuses, entre autre une hémorragie qui nécessita la ligature de la carotide primitive. Le malade se remit de l'opération malgré son âge (soixante-quatre ans); sa névralgie fut améliorée jusqu'au jour où il fut emporté par la cachexie cancéreuse. L'autopsie révéla un noyau néoplasique comprimant les rameaux du maxillaire inférieur.

Mickulicz (1888) fait une incision partant du bord antérieur du sterno-cléido-mastoïdien, depuis l'apophyse mastoïde jusqu'à la grande corne de l'os hyoïde. Il sectionne la branche horizontale du maxillaire inférieur, immédiatement en avant du masséter ; si l'on écarte les deux morceaux du maxillaire, on voit se former une sorte d'entonnoir à sommet dirigé vers le crâne, et dans l'axe duquel se trouvent tous les rameaux de la troisième branche du trijumeau. En suivant le nerf dentaire inférieur ou le lingual, on arrive jusqu'au trou ovale, où le nerf maxillaire inférieur est réséqué.

Les suites de cette opération n'ont pas été données. Obalinski a employé un procédé analogue.

Ulmann, à la séance du 2 mars 1889 de la Société de Vienne, présenta un malade auquel il avait fait avec succès la résection du nerf maxillaire inférieur au niveau du trou ovale par le procédé suivant : incision arciforme commençant au niveau de l'oreille et allant jusqu'à quelques centimètres en avant de l'angle du maxillaire, on détache le périoste, puis on saisit le nerf dentaire inférieur à l'aide d'une aiguille à anévrysme qu'on fait tenir à un assistant. En abaissant alors un peu le maxillaire et en disséquant avec précaution, on peut, selon l'auteur, mettre à nu et réséquer toutes les branches du nerf jusqu'au niveau du trou ovale, sans toucher aux vaisseaux.

De tous ces procédés, le plus employé est, sans contredit, celui de Krönlein modifié par Salzer. Il a l'avantage de permettre un accès relativement facile du nerf, tout en ne produisant pas des dégâts trop considérables. Horsley, qui l'a employé plusieurs fois, avec quelques légères modifications, s'en loue beaucoup et le considère comme une opération remarquable, bien supérieure à celles de Crédé ou Mickulicz. La première expose à l'ankylose de la mâchoire et ne fournit pas assez de jour pour se reconnaître au fond d'une plaie profonde, anfractueuse, toujours inondée de sang. La deuxième, exigeant la section du maxillaire inférieur, sans rendre l'opération plus facile, doit être rejetée.

Le procédé d'Ulmann ne permet une résection facile qu'au

niveau de l'épine de Spix. Si on veut remonter plus haut, on est obligé d'opérer à l'aveugle. L'incision cutanée présente, en outre, de sérieux inconvénients.

II. — **Nerf dentaire**. — Ce nerf, sur lequel on parvient par la voie cutanée ou par la voie buccale, peut être sectionné sur plusieurs points de son trajet :

1° Au niveau de l'épine de Spix, avant son entrée dans le canal dentaire ;

2° Pendant son trajet dans ce canal ;

3° A sa sortie de ce canal, au moment où il forme par son épanouissement le nerf mentonnier.

A) RÉSECTION A L'ENTRÉE DU CANAL DENTAIRE AU NIVEAU DE L'ÉPINE DE SPIX. — On peut pénétrer jusqu'au nerf dentaire à son entrée dans le canal, soit en prenant pour guide l'épine de Spix, soit en employant la voie cutanée ; cette dernière comprend deux modes différents : dans le premier, on trépane la branche montante du maxillaire (voie transmaxillaire) ; dans le deuxième, on contourne cette même branche au-dessus ou en arrière (voie rétro-maxillaire ou sous-maxillaire.

Voie buccale. — Cette méthode a été imaginée par Lizars (1821), qui l'essaya seulement sur le cadavre.

Lizars faisait une incision verticale le long de l'apophyse coronoïde ; écartant ensuite les lèvres de la plaie, il pénétrait jusqu'au nerf qu'il réséquait.

Malgaigne et Velpeau firent aussi quelques recherches sur le cadavre, mais cette voie ne fut employée dans le traitement des névralgies du nerf dentaire inférieur que beaucoup plus tard, en 1857, par Michel, professeur à la Faculté de médecine de Strasbourg. Le malade est assis, la tête ren-

versée, la bouche tenue largement ouverte par un écarteur.
On fait sur le bord antérieur du ptérygoïdien une incision
longitudinale, allant de la dernière molaire supérieure à la
dernière molaire inférieure et n'intéressant que la muqueuse.
On cherche l'épine de Spix et l'entrée du canal dentaire à
l'aide de l'index introduit dans la plaie. On est quelquefois
obligé de couper quelques fibres du ligament sphéno-maxillaire et l'on tombe sur le nerf dentaire inférieur, on le soulève sur une aiguille de Cooper et la résection est effectuée.

Deux ans plus tard, Paravicini (de Milan) (1858) répéta
cette opération. Seulement, au lieu de pénétrer entre le ptérygoïdien interne et la branche montante, il passe à travers
les fibres du muscle, puis, arrivé sur le tissu conjonctif sous-
musculaire et le périoste, il enlève un morceau du nerf qui
se distingue facilement du nerf lingual par ses rapports. La
différence est, comme on le voit, peu considérable.

Cette méthode, appelée à juste titre, en France, méthode
de Michel, est appelée, en Italie, en Allemagne et en Angleterre, méthode de Paravicini, malgré l'ordre chronologique
des deux opérations.

Menzel, assistant de Billroth, a réussi en trois minutes à
extraire quatre lignes du dentaire par ce procédé, en s'aidant
d'une sorte de crochet lithotriteur de son invention, destiné à
saisir le nerf, le tenir en vue et l'exciser ensuite ; Billroth a
pratiqué la même opération (*Gaz. médic. de Paris*, 1873).

Létiévant, un des plus illustres défenseurs de cette méthode, en a longuement décrit le manuel opératoire :

1er temps. — Le malade est anesthésié dans la position
assise; la bouche est tenue largement ouverte à l'aide d'un
écarteur ; du côté malade, on tire en dehors la commissure
labiale au moyen d'un crochet mousse ;

2e temps. — Incision n'intéressant que la muqueuse et

allant de la dernière molaire supérieure à la dernière molaire inférieure, à 5 millimètres en arrière du bord antérieur de l'apophyse coronoïde ;

3e temps. — Le chirurgien retire alors le bistouri et glisse l'index entre le ptérygoïdien interne et l'apophyse coronoïde doublée du muscle temporal jusqu'à l'épine de Spix. « Cette épine, toujours appréciable, est quelquefois très accusée, d'autres fois très petite ; elle réclame, pour être nettement sentie, un peu de dénudation. »

4e temps. — On porte alors un crochet le long de la face palmaire de l'index jusqu'à l'épine de Spix ; il suffit « alors de le retourner de manière à ce que son bec, regardant en dehors, glisse au-dessus du niveau de l'épine de Spix, en dehors du cordon nervoso-vasculaire qui s'engage dans le canal.

» Le crochet peut ainsi charger très vite ce cordon. »

On guide avec le doigt un long bistouri boutonné jusqu'au niveau du crochet ; arrivé là, on coupe par pression de dehors en dedans jusqu'à l'os.

On divise ainsi le nerf dentaire et l'artère du même nom : « La section de cette artère n'est jamais l'occasion d'hémorragie et je n'eus point cette complication sur les deux malades que j'opérai ainsi, et elle n'a été signalée dans aucun fait. »

Malgré l'appui de Létiévant, cette méthode n'a pas trouvé de défenseurs à la Société de chirurgie. Elle est difficile, dit Chauvel (*Bullet. Société de chirurgie*, 1883) et expose plus que les autres à la lésion de l'artère dentaire et à des hémorragies graves. Ce qui sert de guide et de point de repère à l'opérateur, c'est l'épine de Spix, et, si l'on s'en rapporte à ce que dit Ricoux, elle n'est pas toujours facile à sentir. Létiévant lui-même avoue que quelquefois elle n'est perceptible qu'après dénudation.

M. Chauvel a donc raison de dire que souvent on sent peu ou pas l'épine, qu'on sent mal le cordon nerveux et que, si on réussit à charger le nerf, c'est après beaucoup de tâtonnements.

M. Farabeuf signale encore le ligament sphéno-maxillaire, qui peut être très développé et masquer complètement le nerf et l'artère dentaires. Il a été également frappé du nombre des veines et du voisinage presque immédiat de l'artère maxillaire interne, très flexueuse à ce niveau.

M. Sée a également fait remarquer que la voie buccale n'est pas toujours praticable dans le cas de constriction des mâchoires, par exemple, et M. Monod cite un cas où l'opérateur, qui avait choisi cette voie, fut obligé de lier la carotide externe pour arrêter l'hémorragie.

Dans un cas semblable, le professeur Demons, de Bordeaux (Thèse de Vernet), après avoir été sur le point de lier la carotide, se décida à aller rapidement à la recherche de l'artère dentaire inférieure en trépanant la branche montante du maxillaire.

Voie transmaxillaire. — Le procédé de Waren, qui date de 1830, est le plus ancien de tous ceux qui atteignent le nerf par la voie cutanée ; aussi a-t-il subi de nombreuses modifications.

Waren faisait une incision s'étendant de l'échancrure sigmoïde au bord inférieur du maxillaire ; la glande parotide mise à nu fut soigneusement disséquée ; en coupant quelques fibres seulement du masséter, il arriva sur l'os, sur lequel il appliqua une couronne de trépan de 20 millimètres de diamètre, un peu au-dessous de l'échancrure sigmoïde et à égale distance des bords antérieur et postérieur du maxillaire. Lorsque les deux tables eurent été enlevées, le nerf se trouva à nu en même temps que l'artère et la veine, au point où ils pénètrent dans le canal dentaire. Il souleva le nerf avec une sonde cannelée et en réséqua une longueur de douze millimètres.

Létiévant, partisan de la voie intra-buccale, a tracé, des inconvénients de ce procédé, un tableau un peu chargé : « Incision du muscle masséter, dissection de la parotide ; section du canal parotidien, d'où fistule salivaire probable ; section de plusieurs artères, section de plusieurs branches du facial, d'où paralysie partielle des muscles de la face ; lésion osseuse, cicatrice considérable à la face. » De tous ces reproches, deux surtout sont sérieux : l'incision du canal de Sténon et la blessure des filets du facial ; aussi Velpeau (d'après Létiévant) a-t-il proposé une modification ayant pour but d'éviter ces lésions. Il fait une incision en U, « passant à 4 millimètres au-dessous et en arrière des bords inférieur et postérieur de mâchoire, et remontant en avant du masséter à deux milimètres en dehors de l'artère faciale, jusqu'à 13 millimètres au-dessous de l'arcade zygomatique ; elle permet de relever un lambeau unique, sans léser la parotide. L'os mis à nu, on applique une moyenne couronne de trépan, qui emporte le nerf avec elle. »

Velpeau avait antérieurement proposé « d'inciser les parties en demi-lune et obliquement, depuis le lobule de l'oreille jusqu'au bord de la mâchoire et le devant du masséter. »

M. le professeur Dubrueil a cherché inutilement dans les écrits de Velpeau le texte primitif de la modification du procédé par trépanation attribué par Létiévant à cet auteur ; il lui a été impossible de le trouver. Nos recherches en ce sens n'ont pas été plus fructueuses.

M. le professeur Dubrueil a réséqué récemment le nerf dentaire en trépanant le maxillaire. La ligne d'incision employée en cette circonstance diffère notablement de celle de Waren ou de Velpeau.

« La malade étant anesthésiée, je circonscrivis la partie

inférieure du masséter par une incision en U, dont la partie inférieure correspondait au bord inférieur du maxillaire, et dont les branches n'avaient guère plus d'un centimètre de hauteur. J'évitai ainsi l'artère faciale, la parotide et le canal de Sténon. Je coupai forcément quelques filets du nerf facial, lésion inévitable en pareil cas ; mais il me parut qu'en agissant ainsi, je réduisais les dégâts au minimum. Je fis écarter fortement en haut et en bas les lèvres de la plaie, et à l'aide d'une rugine je détachai l'insertion du masséter. Je sectionnai, chemin faisant, deux artérioles qui furent saisies avec des pinces à forcipressure. J'appliquai, à la hauteur voulue, la plus petite des trois couronnes que l'on trouve dans les boîtes à trépan de Collin, et, la lamelle osseuse enlevée, je tombai sur une masse rougeâtre dans laquelle il me fut impossible de distinguer le nerf. Je me décidai en conséquence à attaquer énergiquement avec le thermo-cautère l'ensemble des parties molles qui apparaissaient dans la perte de substance que je venais de faire subir à l'os. Il n'y eut aucun écoulement sanguin.

» La plaie fut ensuite lavée au sublimé, les artérioles ouvertes furent liées au catgut, et je réunis la partie postéro-inférieure de la plaie à l'aide de deux points de suture à la soie phéniquée, comprenant dans leur anse la partie inférieure du masséter ; un petit drain fut placé en avant. Pansement à l'iodoforme. »

Langenbüch, ayant usé plusieurs fois du procédé par trépanation et trouvant que ce moyen ne lui permettait pas de réséquer une portion suffisante du nerf dans son parcours compris entre le trou dentaire et la base du crâne, imagina le procédé suivant :

Une incision rasant l'arcade zygomatique s'étend de l'articulation de l'os malaire avec le maxillaire jusqu'au tragus. Chemin faisant, ligature de l'artère temporale. De l'extrémité antérieure de cette incision en part une deuxième à angle presque droit qui se termine à la hauteur et à six centimètres en arrière de la commissure labiale. Enfin de ce point en part une troisième qui se dirige en arrière sur une longueur de trois centimètres. Le lambeau est disséqué et rabattu en arrière. Le maxillaire inférieur est fortement abaissé. La langue est tirée hors de la bouche au moyen d'un fil. Langenbüch fait ensuite sauter l'échancrure sigmoïde à l'aide d'un ciseau. Pour dégager le nerf, il se sert d'un stylet particulier avec lequel il fouille les parties molles de bas en haut sur le trajet du nerf. Les fibres du temporal et du ptérygoïdien interne qui gênent cette manœuvre sont coupées sur la sonde cannelée. Le nerf est saisi par un crochet à strabisme et isolé jusqu'à la base du crâne ; il est ensuite étiré et réséqué sur sa plus grande longueur possible dans cette partie de son trajet.

Langenbüch a créé ce procédé pour parvenir sur le nerf au niveau du triangle non recouvert d'os que forment les parties molles entre l'arcade zygomatique et l'échancrure sigmoïde. Cet avantage est obtenu au prix d'une blessure très considérable des parties molles laissant après elle une cicatrice très vaste et fort disgracieuse.

Marcuse s'est empressé de nier tout caractère d'originalité à l'opération de Langenbüch, où « l'incision, quoique nouvelle, n'est guère plus avantageuse », et il en a naturellement proposé une autre. Il sectionne les téguments du milieu de l'arcade zygomatique au bord du maxillaire inférieur, parallèlement aux fibres du masséter, et trépane à l'aide du ciseau. Le ciseau a, d'après lui, sur le trépan, l'avantage de donner à l'ouverture osseuse la forme la plus convenable pour atteindre le nerf.

Horsley emploie, depuis 1886, un procédé qui présente de grandes analogies avec celui de Marcuse. L'incision, comprenant la peau et le tissu cellulaire sous-cutané, part d'un point situé un peu en avant de l'oreille ; elle suit le bord supérieur de l'apophyse zygomatique sur une étendue d'un centimètre environ, descend ensuite verticalement au-devant du tragus, longe le bord postérieur de la branche montante et vient se terminer au point où l'artère faciale croise le maxillaire infé-rieur. Le lambeau ainsi taillé est récliné en avant et en bas de façon à bien mettre à découvert le canal de Sténon et les branches du facial. L'aponévrose massétérine est alors incisée horizontalement entre le canal de Sténon et les filets les plus élevés de la septième paire. Des écarteurs nickelés, d'une forme particulière, sont alors glissés dans cette ouverture et fortement tirés, de façon à ce qu'elle atteigne un diamètre de 3 centimètres. Le muscle masséter est ensuite sectionné au ciseau sur les deux tiers postérieurs de son épaisseur, et la plaie dénudée jusqu'à ce qu'on sente distinctement le condyle, l'apophyse coronoïde et l'échancrure sigmoïde. On enlève alors avec la cisaille coudée un segment de l'os, en forme de triangle à base supérieure, à sommet situé au niveau du trou dentaire. Pour éviter une fracture possible, Horsley trace avec une mèche une série de trous dessinant le trajet de la ligne d'ablation osseuse. Cette partie de l'opération terminée, un éclairage intense à la lumière électrique, aidé encore par les écarteurs qui jouent le rôle de réflecteurs, permet d'aper-cevoir le cordon nerveux et de le réséquer jusqu'à un centi-mètre du trou ovale.

Le professeur Garretson use d'un procédé qui simplifierait le manuel opératoire. Après avoir détaché le masséter de ses attaches à la branche du maxillaire inférieur, il monte sur un tour chirurgical une mèche d'un demi-pouce de longueur et de largeur (cette mèche peut être remplacée par une couronne de trépan); par le mouvement qui lui est imprimé, le nerf est rapidement mis à nu, au niveau de son entrée dans l'os, à la hauteur du trou dentaire postérieur. Alors, l'ouverture étant élargie jusqu'à ce que le muscle ptérygoïdien soit bien en vue, le nerf est coupé à son extrémité inférieure et soulevé sur un manche de scalpel jusqu'à son point d'émergence au niveau de la base du crâne. Il est alors réséqué à l'aide de ciseaux à iridectomie.

Voies rétro-maxillaire et sous-maxillaire. — C'est Sonnenbürg qui, le premier, a proposé d'atteindre le nerf dentaire inférieur à travers les parties molles en partant de l'angle de la mâchoire. Dès 1877, il décrivait en détail le manuel opératoire de ce procédé (*Deutsche Schrift für Chirurgie*).

Le malade est anesthésié, la tête fortement renversée en arrière. L'incision, en crochet de 3 à 4 centimètres de longueur, partant du bord postérieur de la branche montante du maxillaire, à un centimètre et demi de l'angle de la mâchoire, est conduite le long du bord inférieur de la branche horizontale jusqu'au point où ce bord est croisé par l'artère faciale.

On détache avec une rugine les insertions du ptérygoïdien interne et on le décolle jusqu'à l'épine de Spix.

Un crochet mousse est conduit avec le doigt jusqu'au niveau de cette épine ; puis, le portant un peu en dedans vers la cavité buccale, on saisit le nerf qu'on attire vers l'ouverture de la plaie. On peut alors en réséquer une certaine longueur en ayant soin de faire porter la première section au niveau de l'entrée dans le canal dentaire.

Sonnenbürg insiste avec complaisance sur les avantages de son procédé. L'artère dentaire est, selon lui, facilement évitée, car elle est accolée contre la branche montante du maxillaire inférieur, tandis que le nerf est placé contre la face externe du ptérygoïdien interne. De plus, la position déclive de la plaie permet le libre écoulement des liquides, et la cicatrice est cachée par l'angle de la mâchoire. L'os, les muscles,

les vaisseaux et la parotide seraient aussi respectés, selon les affirmations de l'auteur.

Lücke, Tillmann, Crédé, Langenbeck, qui ont employé ce procédé, en ont proclamé l'excellence. Sonnenbürg y a eu recours quatre fois.

M. Chauvel, qui l'a essayé à l'amphithéâtre, en trouve l'exécution difficile, car l'épine de Spix se trouve à près de 3 centimètres de la plaie, et il faut aller chercher le nerf au-dessus d'elle, c'est-à-dire plus loin encore. Le doigt arrive bien à sentir la saillie osseuse, mais le chargement du nerf et sa mise à jour sont des plus difficiles.

Gilette et Marc Sée préconisent ce procédé qui, selon eux, permet de respecter les vaisseaux et la parotide; cependant ce dernier lui reconnaît comme inconvénient la profondeur de la plaie. C'est, en effet, au fond d'un véritable puits que l'opérateur est obligé de manœuvrer, et, quelles que soient les précautions prises pour éclairer le champ opératoire, il est souvent difficile de s'y reconnaître; à tel point que, dans une opération de ce genre, Langenbeck fut obligé d'employer le miroir laryngoscopique.

Marc Sée avoue que, dans les élongations du dentaire qu'il a pratiquées par cette méthode, il n'a jamais vu le nerf : il est bien possible, dit-il, que le nerf lingual ait été saisi et étiré en même temps que le dentaire. D'autre part, la blessure de l'artère dentaire n'est pas aussi rare que veulent bien le dire les partisans de cette méthode; on cite un cas de mort par hémorragie dans une intervention de ce genre. Enfin il survient souvent, en raison de la désinsertion du ptérygoïdien interne, une gêne de la mastication qui dure un certain temps. Ce dernier inconvénient n'est pas sérieux.

M. Chauvel a proposé d'apporter au procédé de Sonnenbürg une modification qui lui paraît avantageuse. Il a diminué l'incision horizontale pour augmenter l'incision verticale qu'il fait remonter à 35 ou 40 millimètres au-dessus de l'angle de la mâchoire. La distance de l'entrée du canal dentaire qui n'est qu'à 1 centimètre du bord postérieur de la branche montante du maxillaire inférieur, tandis qu'elle est éloignée de plus de 2 centimètres du bord inférieur ; la disposition du tronc nerveux couché à ce niveau dans une gouttière osseuse large encore, mais dont le bord postérieur est moins saillant que le bord antérieur, rendent en effet le chargement du nerf et sa mise à jour plus faciles par la voie postérieure. Mais M. Chauvel est obligé d'avouer, ainsi que M. Berger le fait remarquer, que ce procédé, s'il est plus commode que celui de Sonnenbürg, expose à léser la parotide, les branches cervico-faciales du nerf facial et des artères importantes : d'où possibilité de fistules parotidiennes de paralysies et d'hémorragies graves.

Nicoladoni a cherché également à modifier le procédé de Sonnenbürg, et, dans les deux opérations qu'il a pratiquées, les mouvements de la mâchoire ont été conservés, malgré la section partielle du ptérygoïdien interne. Sa modification consiste dans la suppression totale de la portion horizontale de l'incision et son remplacement par une incision verticale commençant au niveau du lobule de l'oreille.

En 1888, Galignani (de Plaisance) vint, au Congrès de chirurgie de Pavie, communiquer un nouveau procédé de son invention pour la découverte du dentaire inférieur : « Pour faire la névrectomie du dentaire, dit-il, avant son entrée dans le canal dentaire, il n'existe que deux méthodes connues : celle de la trépanation de l'os, expérimentée tout d'abord par l'Américain Waren, modifié ensuite par Velpeau et d'autres, et celle, plus récente, de Paravicini.

» J'ai hâte de faire observer que ce n'est pas par esprit d'innovation que j'ai voulu appliquer ma méthode, mais parce que, n'approuvant pas la trépanation et ne pouvant réussir par la voie buccale, il ne me restait aucun autre moyen.

» Je fis une incision sur le bord postérieur de la mâchoire, à la distance de 6^{mm} environ, aussi bien du lobule de l'oreille que de la mâchoire ; je pénétrai jusqu'à l'os, repoussai en arrière le périoste, arrivai aux attaches tendineuses du ptérygoïdien interne, les coupai ras avec la pointe des ciseaux recourbés ; je repoussai et levai à nouveau le périoste jusqu'au lieu présumé de l'apophyse, puis, à l'aide d'un crochet, j'attirai le nerf pour l'élonger et le rompre. »

Ce procédé, donné comme nouveau et accepté comme tel au Congrès de chirurgie de Pavie, datait déjà de huit ans. Il n'est autre que la modification proposée en 1881 (*Wiener medical Presse*) par Nicoladoni au procédé de Sonnenbürg. Ces découvertes de procédés déjà anciens ne sont pas rares dans l'histoire de la névrectomie du dentaire. Nous avons déjà vu que Paravicini avait fait connaître un procédé déjà employé deux ans auparavant par Michel. Brown (d'Islington) découvrit, en 1880, le procédé que Roux préconisait en 1852 pour la résection du mentonnier.

B. Résection du nerf dans le canal. — La voie cutanée paraît avoir été la seule employée pour la résection du nerf dans cette partie de son trajet.

Procédé de Roux.— Incision courbe de 4 centimètres à concavité supérieure correspondant à la face externe de la portion horizontale du maxillaire inférieur jusqu'à 4^{mm} au-dessous du bord inférieur de l'os. Cette incision, partant du bord antérieur du masséter, en avant de l'artère faciale, finit près du trou mentonnier. Le lambeau est soulevé et on applique sur l'os, au niveau de la dernière grosse molaire, une couronne de trépan de 15^{mm} de diamètre. Dès qu'elle a sectionné la table externe et pénétré dans le tissu spongieux, on fait sauter

la virole à l'aide de la spatule ou du tire-fond. On aperçoit
alors facilement le nerf, reconnaissable à sa forme, à sa direction et à sa couleur ; on le soulève avec une pince et on le
divise en le cautérisant fortement.

Beau, Sédillot et beaucoup d'autres chirurgiens, sans doute,
employèrent ce procédé, mais ils ne publièrent pas leurs résultats et il faut arriver à Schœnborn, Tripier et Demons pour
trouver quelques modifications du manuel opératoire.

Voulant sectionner le nerf dans toute l'étendue de son trajet
intra-canaliculaire, Schœnborn combina la méthode de Michel,
consistant à sectionner le nerf par la bouche, avec une ouverture faite par la voie cutanée, au niveau du trou mentonnier.

Le premier temps de l'opération s'effectue plus facilement
lorsqu'il manque des dents. Le nerf découvert, on le lie au
moyen d'un fil.

Le second temps consiste à arriver sur le nerf au niveau de
la sortie du canal dentaire. Ayant ouvert ce canal dans une
étendue de 1 cent. à 1 cent. 1/2 et mis le nerf à nu, on le saisit
avec des pinces. On l'attire au dehors par des mouvements
de traction combinés à des mouvements de latéralité qui aident à le dégager et on le coupe au ras du trou mentonnier.
Le tronçon excisé mesurait une longueur de 6 centimètres
environ.

Ce manuel opératoire manque de simplicité, en raison de
la double incision buccale et cutanée qu'il nécessite. Il est
donc fort douteux qu'on tende à l'adopter, d'autant plus qu'une
simple incision cutanée permet d'exciser une longueur suffisante du cordon nerveux.

Ferdinand Gross a, dans les mêmes conditions, appliqué
jusqu'à cinq couronnes de trépan sur le maxillaire inférieur,
afin de pouvoir réséquer la plus grande partie de la portion
intra-canaliculaire du dentaire.

Procédé de Tripier. — Incision le long du bord inférieur

de la branche horizontale du maxillaire et section de l'artère faciale entre deux ligatures. Le masséter est désinséré et le périoste décollé avec le couteau-rugine ou la rugine ordinaire jusqu'à ce qu'on aperçoive le nerf mentonnier à son point d'émergence. Avec la gouge et le maillet on ouvre le canal dentaire en se rapprochant d'abord un peu du bord inférieur du maxillaire et en se tenant ensuite parallèlement à ce bord, à un centimètre environ. On remonte ensuite progressivement jusqu'à l'orifice supérieur du canal. Le nerf est ainsi mis à nu dans toute l'étendue de son trajet intra-osseux. On le sectionne le plus haut possible ; il survient ordinairement une hémorragie due à la blessure de l'artère dentaire. On comprime au moyen d'un tampon de Pinghwar antiseptique, et l'hémorragie s'arrête. On détache le nerf d'arrière en avant en coupant les filets dentaires. Au niveau du trou mentonnier, on le sectionne. Le bout périphérique est saisi avec une pince et arraché par traction. Suture et pansement antiseptique.

Tripier a opéré trois malades par ce procédé. La récidive est survenue quelques mois après, dans le premier cas; dans le second cas, la guérison dura un an. La troisième opération, faite en 1889, était, au moment de la communication de l'auteur, trop récente pour que l'on pût se prononcer sur le résultat définitif.

En cherchant à expliquer ces récidives, après des résultats immédiats favorables, Tripier commence par se féliciter de ne pas avoir employé le procédé du docteur Monod, auquel on peut objecter de laisser dans la partie postérieure du canal dentaire une portion du nerf malade.

Son procédé est donc supérieur à celui de Monod, puisqu'il enlève la presque totalité de la longueur du dentaire inférieur. Ne pouvant dès lors attribuer la récidive à une faute opératoire, Tripier admet l'existence de lésions secondaires des

centres nerveux de deux ordres : les unes purement con-
gestives, disparaissant si la cause qui les a engendrées
vient à disparaître. Quant aux lésions profondes, elles lui
semblent à *priori* fort difficiles, et peut-être impossibles à
guérir, en raison de leur ancienneté. La disparition mo-
mentanée des douleurs s'expliquerait par un arrêt dans le
fonctionnement de la partie centrale altérée, sous l'influence
de l'opération. Puis, sans cause connue, cette action inhibi-
toire disparaissant, la lésion centrale se réveillerait, s'éten-
drait, et la récidive se manifesterait.

Malgré ses échecs, Tripier est partisan d'une intervention
très large, qui assure dans tous les cas aux malades un bien-
être de longue durée après de longues souffrances.

On peut faire à ce procédé le reproche de compromettre la
solidité du maxillaire par l'étendue du délabrement exécuté à
la gouge pour mettre à découvert le nerf dans toute l'étendue
du canal osseux. L'incision très étendue s'étalant sur la face
laisse une cicatrice très apparente, fort difficile à masquer.
D'autre part, une pareille intervention n'est pas nécessaire.
Les procédés par trépanation permettent d'agir à un niveau
aussi élevé et de réséquer une longueur suffisante du nerf
pour éviter tout danger de régénération nerveuse.

Le professeur Demons (de Bordeaux) a employé une méthode différente, ayant pour but de permettre la résection dans
la première partie du canal. Il fait au niveau de l'angle du
maxillaire, et suivant le bord postérieur de cet os, une incision courbe d'une longueur de 4 centimères, à concavité dirigée en haut et en avant. Les bords de la plaie étant écartés
par un aide, les attaches postéro-inférieures du masséter
sont détachées à l'aide de la rugine. On arrive ainsi à la
partie moyenne de la branche montante du maxillaire inférieur. En ce point, à égale distance des bords antérieurs et
postérieurs de l'os, est appliquée une couronne de trépan

de 15 millimètres de diamètre. Le nerf est ensuite réséqué dans toute l'étendue de la plaie. L'hémorragie causée par la section de l'artère dentaire inférieure est arrêtée au moyen d'une cautérisation au thermo-cautère.

Afin de détruire plus sûrement le nerf et empêcher sa régénération, le professeur Demons introduit dans les deux ouvertures du canal la fine pointe d'un thermo-cautère.

C. RÉSECTION A LA SORTIE DU TROU MENTONNIER. — Les opérateurs ne se sont pas servis souvent de la voie buccale ; préconisée par Malgaigne, elle fut employée par Bœckel. Le premier de ces opérateurs renversait la lèvre inférieure et incisait la muqueuse vis-à-vis de la canine et de la première molaire, dans la rainure gingivo-labiale. Dès que le nerf apparaissait, on le coupait en rasant l'os et on excisait une partie du bout périphérique qui faisait saillie sur la coupe. Dans certains cas même, Malgaigne cherchait à détruire une plus grande portion du nerf dans l'intérieur du canal dentaire par la cautérisation, facilitée au moyen de l'agrandissement du trou mentonnier.

Bœckel s'est servi de la même incision que Malgaigne, seulement, arrivé sur l'os, il ouvrait le canal dentaire en arrière du trou mentonnier au moyen de la gouge ou de la tréphine. Arrivé sur le nerf, il le sectionnait aussi haut que possible en arrière et enlevait toute la portion comprise entre la première section et le trou mentonnier. Bœckel a obtenu par ce procédé une guérison définitive ; dans un second cas, la névralgie a récidivé au bout de trois ans.

Voie cutanée. — C'est à Bonnet qu'est due l'idée de la section du nerf mentonnier par le procédé sous-cutané. Il faisait une ponction à travers la peau du menton avec un ténotome, puis il tendait le nerf en tirant fortement la lèvre en dehors. Celui-ci offrant alors au tranchant de l'instrument la plus grande étendue possible de son extrémité, il le coupait en rasant l'os au niveau du trou mentonnier.

Il est inutile de faire remarquer que ce procédé, très défectueux, est aujourd'hui complètement abandonné.

J. Roux (de Toulon) appliqua au mentonnier son procédé général de résection. Il faisait un lambeau tégumentaire en forme de croissant à concavité supérieure, descendant à 4 millimètres au-dessous du bord inférieur de l'os, et allant du bord antérieur du masséter au trou mentonnier. Le bout soulevé est détaché de l'os, on sectionne le nerf à ce moment, puis on le cherche avec des pinces et on en résèque tous les rameaux que l'on peut trouver.

J. Roux n'eut que rarement l'occasion d'appliquer ce procédé ; Beau le modifia peu de temps après que J. Roux l'eut fait connaître.

L'incision cutanée restait la même ; le lambeau relevé, il appliquait une couronne de trépan au niveau de la troisième molaire et coupait le nerf. Saisissant alors le nerf mentonnier au milieu du trou du même nom, il le tirait de façon à arracher tout le segment périphérique. Il suturait ensuite la plaie.

Ce procédé fut employé en 1854 par Pontoire (de Clairvaux); Sédillot l'exécuta deux fois, le docteur Brown (d'Islington) y eut aussi recours en 1880.

En résumé, pendant les cinquante années qui vont de 1830 à 1880, la résection au niveau du trou mentonnier a été rarement employée et encore plus rarement couronnée de succès. Ceci est facile à comprendre, le nerf étant réséqué sur un point trop rapproché de sa terminaison. Or, s'il est des cas où la névralgie est tout à fait et réellement superficielle, il en est d'autres, infiniment plus nombreux, où la lésion point de départ, ou le siège de la névralgie sont situés beaucoup au-dessus du trou mentonnier, dans le trajet intra-canaliculaire du nerf. Dans le premier cas, la résection passant au-dessus de la lésion arrête les irradiations vers le cerveau. Dans le second cas, au contraire, la section trop rapprochée de la périphérie passe au-dessous du point malade; elle est dans ce cas parfaitement inutile et stérile. C'est cependant une simple modification de ce procédé que le docteur Monod a tenté de mettre à la mode, il y a dix ans.

Procédé de Monod. — On incise la peau suivant le bord inférieur du maxillaire, depuis le masséter jusqu'à 3 centimètres de la ligne médiane. Le bistouri pénètre du premier coup jusqu'à l'os, sauf au voisinage du masséter, de façon à éviter la blessure de l'artère faciale.

De l'extrémité interne de cette incision, on en fait partir une seconde, à direction verticale, qui s'arrête à 2 centimètres environ du bord de la lèvre. On circonscrit aussi un lambeau en L, que l'on détache de l'os et que l'on relève.

Le trou mentonnier mis à découvert, on reconnaît le nerf et on le saisit à l'aide d'une pince. On ouvre ensuite le canal dentaire à 2 centimètres en arrière du trou mentonnier. (Il résulte des expériences de M. Monod sur le cadavre, qu'à ce niveau le canal dentaire est exactement à 1 centimètre au-dessus du bord inférieur de l'os.) Dans ses deux observations, M. Monod s'est servi d'une couronne de trépan; on ne donne tout d'abord que peu de hauteur à la couronne, pour éviter de couper le nerf. Une sensation de résistance vaincue avertit le chirurgien qu'il a pénétré dans le canal; on enlève alors les esquilles avec une pince. On peut aussi remplacer le trépan par la gouge et le maillet, qui permettent d'agir plus prudemment encore.

La perforation osseuse faite, on est habituellement gêné par un écoulement sanguin assez abondant que l'on arrête momentanément au moyen de boulettes imbibées d'eau de

Pagliari. On aperçoit alors le cordon nerveux que l'on charge
sur un petit crochet pour l'amener au dehors ; il est alors saisi
dans un fil et coupé en avant du nœud. Une traction exercée
sur le second fil préalablement fixé sur le nerf mentonnier
entraîne facilement au dehors toute l'extrémité terminale.
Le fil placé sur le bout central sert à exercer, de ce côté, une
traction suffisante pour en détruire la plus grande partie possible ; on ne va pas loin dans ce sens, le nerf se cassant au
premier effort.

III. **Résection du nerf lingual**. — Quoique les observations de résection du nerf lingual soient rares et anciennes
pour la plupart, les procédés opératoires sont relativement
nombreux. Presque tous les chirurgiens, en effet, qui se sont
occupés de la question, ont modifié successivement les procédés opératoires connus avant eux ou en ont inventé de
nouveaux.

On peut atteindre le nerf lingual, soit dans la portion
horizontale de son trajet, par la cavité buccale, soit dans sa
partie verticale, en trépanant la branche du maxillaire.

Procédé buccal. — Hilton, chirurgien de Guy's Hospital
(Londres), fit, vers 1850, la première névrotomie du lingual,
pour une névralgie liée à l'existence d'un épithélioma ulcéré
de la langue et du plancher buccal, il employa le procédé
suivant : le malade étant couché sur le dos, en face du jour,
la bouche tenue largement ouverte par un écarteur, et la langue fortement tirée de côté par un aide, on fait une incision
de 2 à 3 centimètres vis-à-vis des dernières dents molaires
au niveau du muscle hyo-glosse et en travers du bord supérieur de la glande sublinguale. L'incision doit être assez
profonde pour sectionner en un seul temps le nerf qui, à ce
niveau, est très superficiel.

Collin a légèrement modifié ce procédé. La bouche étant trouvée largement ouverte, il fait à 1 centimètre en avant de la dernière grosse molaire, et à 2 centimètres au-dessous de son niveau, une incision de 3 centimètres allant d'arrière en avant et dirigée dans le sens de l'angle du maxillaire. Le nerf est forcément atteint par cette section.

Moore (de Midlessex's Hospital) a pratiqué quatre fois cette opération avec quelques légères modifications. Il y a joint la ligature de l'artère linguale.

Tous ces procédés sont bons pour l'usage auxquels ils étaient destinés, c'est-à-dire à titre de simple opération palliative ayant pour but de diminuer la douleur dans le cas de néoplasme inopérable de la cavité buccale ; mais ils ne sont pas suffisants, lorsqu'il s'agit d'assurer la guérison radicale d'une névralgie en prenant toutes les précautions contre la possibilité d'une régénération nerveuse.

L'incision transversale a, en effet, l'inconvénient, grâce à sa direction plus ou moins perpendiculaire au trajet du nerf, de permettre de sectionner ce dernier sans s'en apercevoir. Dans ces conditions, la résection devient difficile, sinon impossible ; la coupe du nerf ne s'aperçoit pas à la surface d'un champ opératoire mal éclairé et voilé par le sang qu'il est très difficile d'éponger.

Roser, en 1855, pratiqua la première résection du nerf lingual pour névralgie. Le chirurgien de Marbourg fendit toute la joue depuis la commissure des lèvres jusqu'à la branche montante et atteignit le nerf en pratiquant une incision latérale à la langue, après avoir fait soulever celle-ci à l'aide d'une pince à érigne.

Il est absolument inutile de faire une pareille incision cutanée, qui ne donne pas un très grand jour à l'opérateur, pour réséquer le lingual près de sa terminaison.

Michel fut le véritable créateur de la névrectomie du lin-

gual par la voie buccale. Voici son procédé : le malade est
assis en face d'une lumière convenable, la bouche tenue largement ouverte par un écarteur ; la langue est accrochée à
l'aide d'une érigne et confiée à un aide qui la renverse du
côté opposé. On pratique une incision intéressant la muqueuse seulement, sur la rigole du plancher buccal, à partir
de la dernière molaire. Le tissu cellulaire qui sépare la muqueuse du nerf est prudemment disséqué; le nerf mis à nu
est chargé sur un crochet mousse et réséqué dans une étendue de 2 centimètres. L'opération, dans le cas de Michel,
offrit quelques difficultés tenant à l'écoulement sanguin qui
masqua momentanément le champ opératoire; cette hémorragie céda, du reste, à des lotions froides.

Bœckel, qui employa ce procédé, y ajouta l'anesthésie. Létiévant lui reproche d'avoir employé la pince à érigne ; « mais
en saisissant le bord gauche de la langue avec une pince à
érigne pour l'attirer en avant et la renverser de côté, il fait à
la langue une blessure assez profonde ; c'est là une non moins
heureuse innovation. » C'est là un reproche futile et d'autant
moins fondé que Michel lui-même s'était servi des érignes.

Vanzetti (1866) commence son incision en arrière du voile
du palais. Elle s'étend sur une longueur de 3 à 4 centimètres
d'arrière en avant, un peu en dedans, vers le côté de la langue, dans la gouttière glosso-gingivale. Il cherchait ainsi à
arriver sur le nerf au moment où, contournant le ptérygoïdien
interne, il se dirige en avant et horizontalement. « On étan-
che, à chaque coup de couteau, le sang avec de petites
éponges fixées sur des tiges, la plaie est creusée par des incisions successives, un des bords tenu écarté par des pinces
déliées jusqu'à ce que l'on arrive sur un cordon blanc que
l'on reconnaît pour être le lingual. On le charge sur un crochet mousse et on le coupe d'abord vers la racine, puis vers
l'extrémité périphérique. »

« C'est rendre difficile, dit Létiévant, une opération simple autrement, c'est rechercher un nerf dans sa position la plus profonde et la plus cachée, quand on peut l'atteindre en ce même point après l'avoir découvert dans un lieu voisin où il est superficiel. Ce n'est point un perfectionnement. »

Létiévant décrit longuement cette opération; son manuel opératoire, semblable à celui de Michel en ce qui concerne le tracé de la ligne d'incision et la découverte du nerf, n'en diffère que par la longueur du segment réséqué. Le nerf, mis à nu, « on doit alors le charger sur un crochet, le tendre et, le prenant pour guide, le poursuivre vers son origine jusque vers la surface interne du ptérygoïdien interne, et on le coupe d'un coup de ciseaux. »

Voie sous-maxillaire. — Luschka (de Tubingen), trouvant que le procédé trans-maxillaire donnait lieu à des cicatrices trop considérables, que, d'autre part, le procédé intra-buccal était d'une exécution trop difficile, en proposa un autre qui n'a été employé que par lui. Ce procédé, qui est longuement décrit dans la thèse de son élève Lörhl (Tubingen, 1864), consiste à pratiquer une incision de 4 centimètres de longueur, partant du bord antérieur du masséter et située au-dessous du bord inférieur du maxilllaire. On récline en dedans la glande sous-maxillaire et on dissèque entre cet os et la glande jusqu'à ce que l'on ait atteint le nerf lingual au-dessous du plancher buccal.

« C'est prendre le chemin le plus long et le plus sinueux pour obtenir un résultat qui n'est guère plus avantageux, car il laisse la cicatrice visible encore, bien qu'elle soit située au bord inférieur de la mâchoire. »

Dolbeau aurait employé, en 1872, pour arriver sur le nerf lingual, un procédé analogue à celui de Nicoladoni pour la résection du dentaire inférieur. Il nous a été impossible de dé-

couvrir la description du manuel opératoire suivi en cette circonstance.

Voie trans-maxillaire. — Linhart, le premier, a songé à
pénétrer jusqu'au nerf lingual en trépanant la branche montante du maxillaire inférieur. Il employa, dans ce but, le manuel opératoire dont s'était déjà servi Waren pour la résection
du dentaire.

Inzani (de Parme) (1859) suivit son exemple pour pratiquer
la névrectomie du dentaire d'abord, puis du lingual. Il ne
donne pas de grands détails sur l'opération qu'il a pratiquée.
On fit une incision de manière à découvrir la partie moyenne
de la branche du maxillaire inférieur. Une couronne de trépan,
large d'un demi-pouce, enleva la table externe de l'os et sec-
tionna en même temps le nerf dentaire.

« Au bout de quatre jours seulement, les douleurs diminuèrent un peu ; elles reparurent au bout de deux mois ; une
seconde opération fut faite. La table profonde de l'os fut enlevée encore à l'aide du trépan et on découvrit le tissu cellulaire placé en dehors des ptérygoïdiens. Le nerf lingual fut
coupé très rapidement. »

M. le professeur Dubrueil, ayant à pratiquer une névrectomie du lingual, adopta la voie trans-maxillaire ; quelques recherches sur le cadavre lui démontrèrent que la couronne de
trépan devait être appliquée de façon que la pyramide se
trouve un peu en avant de l'orifice supérieur du canal dentaire. L'opération fut pratiquée le 30 novembre 1891.

« La région opératoire ayant été convenablement aseptisée,
la patiente fut couchée sur le côté gauche, la tête soutenue
par un plan résistant, et on l'éthérisa. Je circonscrivis alors
l'insertion inférieure du masséter par une incision curviligne
convexe en bas, à branches très courtes, de façon à léser le
moins possible de filets du facial. J'avais préalablement déter-

miné la position de l'artère faciale, et mon incision fut tracée de façon à laisser ce vaisseau en avant. » Les attaches inférieures du masséter ayant été détachées à l'aide de la rugine, et les lèvres de la plaie écartées, la couronne de trépan est appliquée un peu en avant et en haut du point fixé pour la trépanation dans le cas de résection du dentaire.

« La manœuvre du trépan fut assez longue ; je craignais d'intéresser le nerf avec la couronne, et je m'arrêtais fréquemment pour voir à quel point j'en étais. Bref, la rondelle osseuse enlevée, je pris un crochet à strabisme et j'allai à la recherche du nerf ; je le trouvai presque immédiatement ; je le chargeai sur le crochet et le divisai avec le thermo-cautère ; puis, pour plus de sûreté, j'appliquai le thermo-cautère sur l'extrémité de chacun des segments et je détruisis ainsi le nerf dans l'étendue d'un centimètre environ.

» A aucun moment de l'opération je n'avais aperçu le nerf dentaire inférieur, je n'avais pas intéressé d'artère et je n'avais pas eu de ligature à pratiquer ; il n'y avait eu qu'une hémorragie veineuse facilement arrêtée par la compression.

» Je plaçai un drain profondément, et je réunis la plaie cutanée à l'aide de trois points de suture à la soie phéniquée. Pansement à l'aristol. »

IV. **Résection du nerf buccal.**— Les procédés peu nombreux pour la résection du buccal relèvent de deux méthodes : la méthode par voie cutanée employée par Michel, Létiévant, Zuckerkandl, et la méthode par voie buccale employée par Nélaton, Panas, Holl, etc., etc.

Voie cutanée. — Il est assez étrange de voir Michel et Létiévant, grands partisans de la résection du dentaire et du lingual par la voie buccale, employer la voie externe pour arriver au nerf buccinateur. Ces deux opérateurs n'ont pas fait connaître les motifs qui les ont engagés à adopter ce procédé. Michel faisait en procédant couche par couche, de façon à ménager les filets du facial, le long du bord antérieur du masséter, une incision de 3 centimètres de longueur. En arrivant sur la face externe du muscle buccinateur, il apercevait la terminaison du nerf buccal, qu'il isolait et réséquait jusque sous la face interne du masséter. A la suite de cette section, le malade n'éprouva quelques douleurs que pendant les deux ou trois premiers jours. La cicatrisation était complète au bout de huit jours.

Létiévant pratiqua une fois cette opération sans difficulté. Son procédé ne diffère de celui de Michel que par quelques modifications de détail.

Zuckerkandl (1888) a employé, par arriver sur le nerf, un procédé nouveau.

Incision transversale à 0,005 millimètres au-dessous du bord inférieur de l'os malaire, allant du tragus vers le milieu du sillon naso-labial (un tiers de l'incision porte sur le masséter, les deux autres tiers sur les téguments de la joue). La peau sectionnée, on recline en bas le canal de Sténon et la branche de la sixième paire qui l'accompagne. Après avoir fendu l'aponévrose massétérine, on extrait le tissu cellulo-adipeux de la loge, et on découvre derrière le bord antérieur du masséter, fortement récliné au moyen d'un crochet mousse, l'apophyse coronoïde du maxillaire inférieur et la portion inférieure du tendon du muscle temporal.

Le nerf buccinateur, entouré de tissu cellulo-adipeux, repose sur le bord interne de ce tendon, auquel il adhère légèrement. Il est isolé et réséqué. La plaie, suturée après placement d'un drain, est recouverte de gaze sublimée et d'ouate de bois.

On a reproché à ce procédé de sillonner la joue par une incision en écharpe, laissant après elle une cicatrice mal orientée, et non dissimulable, et présentant une longueur excessive pour le diamètre du nerf à réséquer. La direction, d'autre part, permettrait d'éviter plus sûrement le canal de Sténon et les filets du facial.

Voie buccale. — M. Panas est le premier qui, en 1873, ait publié un procédé de recherche du nerf buccal par la bouche. Avant lui, cette opération avait été pratiquée par Nélaton ; mais les quelques notions sommaires sur le manuel opératoire employé qu'il nous a laissées dans le *Bulletin de thérapeutique* de 1864 ne permettent pas de donner la description de son procédé.

Procédé de M. Panas. — Le malade non chloroformé est assis sur une chaise, la tête maintenue par un aide. La commissure labiale est portée en dehors à l'aide d'un écarteur. Le chirurgien applique l'indicateur gauche sur le milieu du bord antérieur de la branche montante du maxillaire, il l'applique l'ongle tourné en dedans, juste sur la lèvre externe de ce bord. Avec un bistouri convexe, il trace une incision en avant de l'ongle, et parallèlement au bord du maxillaire. Cette incision, qui n'intéresse que la muqueuse, a 25 millimètres au plus et s'étend du milieu de la dernière molaire supérieure au milieu de la couronne de la dernière molaire inférieure.

On incise les fibres du muscle buccinateur à petits coups, soit avec le bistouri, soit avec des ciseaux courbés sur le plat, à pointes mousses. L'artère buccale, si elle est intéressée, peut être facilement tordue. Le nerf buccal est alors recherché à l'aide d'une sonde cannelée, ou mieux d'un crochet à strabisme. Il est ensuite soulevé et coupé en arrière du crochet. On peut, s'il est nécessaire, faire l'excision d'une partie du bout périphérique. Pour être bien sûr de ne laisser échapper aucun filet du nerf, il faut inciser complètement le muscle buccinateur, et mettre à nu la boule graisseuse de Bichat.

La douleur qui succéda à cette opération, dura à peine quelques heures ; les irradiations cessèrent à partir de ce moment, et au bout de quelques jours la guérison était complète. M. Panas a obtenu par ce procédé une guérison durable.

Le procédé de Holl est une simple modification de celui qui a été employé par M. Panas : incision verticale sur la surface interne de la branche montante du maxillaire ; on divise la muqueuse, et entre celle-ci et le muscle temporal on trouve le nerf buccal dont la direction est plus ou moins perpendiculaire à l'incision. On fait la résection, qui porte sur un point où la division du nerf n'est pas encore effectuée. C'est là la seule différence qui existe entre ce procédé et celui de M. Panas ; ce dernier, en effet, ne permet d'atteindre que les branches terminales du buccal.

Ces deux méthodes sont difficiles et présentent tous les inconvénients des procédés intra-buccaux employés pour la résection du dentaire ou du lingual.

V. — Résection du nerf auriculo-temporal. — Cette opération fut pratiquée pour la première fois par Michel, en 1858. Une incision longitudinale de 3 centimètres, pratiquée suivant le trajet de l'artère temporale, suffit pour mettre à nu le nerf. La dissection offrit quelques difficultés en raison de la petitesse des filets nerveux. L'artère et les veines temporales ayant été disséquées avec soin, le nerf fut isolé sur le côté externe de l'artère et réséqué.

Comme on le voit, Michel cherchait à atteindre le nerf au moment où, après avoir contourné le col du condyle, il prend une direction verticale. Wagner et Le Dentu, qui ont eu l'occasion de traiter des névralgies auriculo-temporales, ont employé un procédé analogue.

Quels sont, parmi tous les procédés que nous venons de passer en revue, ceux auxquels on doit donner la préférence? A aucun, à l'exclusion des autres.

On peut cependant dire que, d'une façon générale, les opérations pratiquées par la voie buccale tendent à être de plus en plus délaissées. Outre les inconvénients déjà énumérés à propos de la résection intra-buccale du dentaire inférieur (grande difficulté de l'opération, hémorragies, etc., etc.), on peut leur reprocher de rendre l'anesthésie dangereuse.

La position assise, nécessaire dans une opération de cette nature, expose à la syncope, et les hémorragies, aussitôt qu'elles sont un peu abondantes, peuvent s'accompagner de la pénétration du sang dans la trachée.

Un des motifs qui a le plus contribué à l'abandon de cette voie est l'impossibilité d'assurer l'asepsie de la plaie. Ce n'est pas là un avantage de mince importance; car, si dans la plupart des cas de résection du dentaire ou du lingual par les méthodes intra-buccales, les chirurgiens n'ont vu survenir que des suppurations ou des phlegmons sans grande gravité, on cite cependant des cas de mort (témoin un malade de M. le professeur Dubrueil, mort de septicémie à la suite d'une opération de cette nature). Nous sommes même persuadé qu'ils seraient assez nombreux si tous les résultats de ce genre avaient été publiés.

C'est donc aux procédés utilisant la voie cutanée qu'il convient d'avoir recours.

En ce qui concerne le dentaire, le rameau le plus fréquemment atteint, le point où il faut exciser, le procédé à employer, ne peuvent être indiqués d'une façon précise, il faudra tenir compte des particularités des différents cas; « comme M. Tillaux l'a fait ressortir à la Société de chirurgie dans une discussion de l'année dernière (1885), c'est tantôt à son entrée dans le canal dentaire, tantôt au niveau du trou mentonnier qu'il faudra saisir le nerf malade. »

Le procédé de M. Monod produit des dégâts considérables eu égard au but poursuivi, la résection d'un nerf à sa terminaison. Il n'est guère applicable que dans les cas où la douleur est localisée à la portion alvéolaire du nerf ou au niveau du trou mentonnier. Le résultat obtenu dans les cas de névralgies moins périphériques, c'est-à-dire dans les cas où la cause est placée en arrière du trou mentonnier, ne doit pas être très satisfaisant, bien que le docteur Monod prétende que, même dans ces conditions, l'intervention au niveau du trou mentonnier doive être essayée, et qu'elle puisse réussir dans des circonstances où, de premier abord, elle paraissait vouée à un échec certain ; la pathologie nerveuse réservant parfois, dit-il, d'étranges surprises.

L'indication de cette opération se posera rarement ; il est, en effet, exceptionnel de pouvoir localiser les lésions avec grande précision ; le plus souvent, le chirurgien doit s'estimer très heureux, quand il arrive à distinguer sûrement la branche nerveuse atteinte, sans connaître exactement le point de départ de la douleur. Dans ces conditions, l'opération qui permettra le mieux d'éviter la récidive, l'opération de choix, en un mot, sera celle qui, tout en atteignant le nerf sur un point élevé de son trajet, permet de le réséquer facilement et sûrement en faisant le moins de dégâts et en faisant courir le moins de risques possible aux malades.

C'est pour des raisons de cet ordre qu'il faut préférer aux opérations de J. Roux, de Ferdinand Gross ou de L. Tripier, portant sur le nerf pendant son trajet intra-canaliculaire, les procédés qui permettent de l'atteindre avant son entrée dans le canal.

Parmi ces derniers, ceux qui utilisent la voie trans-maxillaire nous paraissent remplir toutes les conditions voulues pour la résection du dentaire et du lingual. Ils sont incontestablement plus faciles, permettent mieux de voir le cordon nerveux ou de parer à une hémorragie que les procédés rétro-maxillaire ou sous-maxillaire.

Les incisions préconisées par Langenbüch, Marcuse ou Horsley permettent la résection du nerf sur un point un peu plus élevé de son projet, mais exposent à la blessure de la parotide, du canal de Sténon, des filets du facial ou des branches de l'artère maxillaire interne. Elles entraînent à leur suite de vastes cicatrices.

Ces reproches ne sauraient s'adresser au procédé de M. le professeur Dubrueil. L'incision en fer à cheval, à branches verticales très courtes, embrassant l'insertion inférieure du masséter, permet de mener à bonne fin l'opération en épargnant les vaisseaux et la plus grande partie possible des filets du facial. La brèche osseuse peu considérable produit par le trépan ne compromet en rien la solidité du maxillaire et ne présente aucun inconvénient sérieux. La constriction de la mâchoire, qui succède ordinairement à la désinsertion du masséter, cède à la dilatation mécanique pratiquée au moyen de l'écarteur.

D'autre part, l'emploi du thermo-cautère pour la division du nerf garantit mieux contre les dangers d'une régénération nerveuse, que la résection d'une même longueur du cordon nerveux pratiquée au moyen de l'instrument tranchant.

Pour des raisons analogues, les procédés par voie cutanée (Michel, Létiévant, Zuckerkandl) sont supérieurs aux procédés intra-buccaux, pour la résection du nerf buccinateur ; celui de Michel paraît être le plus recommandable.

En ce qui concerne l'auriculo-temporal, le procédé de Michel atteignant le nerf au moment où il longe l'artère temporale est le seul qui ait été employé jusqu'ici.

Lorsque plusieurs des branches du maxillaire inférieur sont

atteintes, que l'aura névralgique part de points différents, que la douleur est très violente sur le trajet de plusieurs rameaux, il est nécessaire de recourir soit à une polynévrectomie simultanée, soit à une intervention portant sur le tronc même, au niveau du trou ovale.

En thèse générale, ces dernières, à cause de leurs complications, de leur gravité, de leurs inconvénients consécutifs, doivent être réservées comme ressource ultime. Horsley, qui ne les considère pas comme très sérieuses, conseille cependant de ne les employer qu'en dernier lieu, après l'échec réitéré des méthodes précédentes. Le procédé Krönlein, modifié par Salzer, est dans ce cas le plus employé. Eugen Hahn et Crédé ont, dans les interventions de cette nature, joint à la résection l'élongation. Cette dernière doit être pratiquée avec prudence à cause du voisinage des centres nerveux.

CHAPITRE IV

OBSERVATIONS DE NÉVRECTOMIES

Observation Première

(Clinique de Billroth, *in* art. de Salzer. — *Archives de Langenbeck*,
1888.)

Névralgie faciale gauche. — Résection du nerf buccal. — Pas de résultat. —
Excisions successives de la cicatrice. — Résection du nerf zygomatique. —
Ligature de la carotide primitive gauche. — Persistance de la névralgie. —
Résection du nerf maxillaire inférieur au niveau du trou ovale. — Guérison.

Itzig Kamermann, quarante-six ans, journalier, pas d'antécédents
héréditaires. Les douleurs à la face ont débuté en 1883, après un refroidissement ; ces douleurs lancinantes, très violentes, partent toujours de la joue gauche et s'irradient à la tempe et au coin gauche de
la bouche. Les accès, plus fréquents pendant l'acte de la parole, surviennent toutes les cinq minutes et durent dix secondes ; ils sont ac-
compagnés de congestion de la face et de larmoiement. La compression et les mouvements de mastication les atténuent légèrement.

En 1885, le malade a subi sans résultat, dans une des cliniques de
Vienne, la résection du buccinateur. En 1886, Billroth lui ayant excisé la cicatrice de l'opération précédente, il fut débarrassé de ses
accès pendant trois mois ; au bout de ce temps survint de l'hyperesthésie de la face, bientôt suivie de paroxysmes douloureux.

Le 30 septembre 1886, nouvelle excision de la cicatrice, qui entraîne
un léger soulagement. A l'époque où cette dernière opération fut pratiquée, aucun des points d'émergence des filets du trijumeau n'était
douloureux à la pression. La compression n'avait également aucune
influence sur les accès douloureux.

Le 7 octobre, on enlève pour la troisième fois, au moyen d'une incision circulaire d'un assez grand diamètre, la cicatrice dont le centre est fortement pigmenté en noir. Les accès devinrent plus rares et diminuèrent d'intensité pendant quelques jours; le résultat, toutefois, fut si peu accusé qu'au mois de novembre le malade se présentait dans le service de Salzer, où il fut traité sans succès par les injections d'acide hyperosmique. Au mois de février 1887, nouvelle entrée dans le service de Billroth.

Etat actuel. — Bien que présentant un certain embonpoint, le malade a un air souffrant et maladif. En parlant, il est souvent atteint, dans la moitié gauche de la face, d'accès névralgiques de courte durée, qu'il essaie de calmer comme auparavant par la pression ou des mouvements de mastication. Les douleurs ne peuvent être localisées avec précision, et dans la supposition qu'elles ne partent peut-être pas de la cicatrice, ainsi qu'on le croyait, mais du nerf zygomatique, on lui pratique la résection de ce nerf. L'opération n'eut aucun résultat. L'électricité, employée à la suite de cet échec, amena un léger soulagement qui ne se maintint pas.

25 février. — Ligature de la carotide primitive gauche et ablation d'un segment du vaisseau entre deux ligatures. Les accès persistent malgré l'opération. Ils sont traités sans résultat par les injections de morphine et d'antipyrine.

Mars 1887. — Résection du tronc du maxillaire et d'une portion de ses branches terminales par le procédé de Salzer.

Le soir même de l'opération, le malade se plaint de ressentir une douleur très vive au niveau de la plaie, mais les accès douloureux ont disparu.

24. — Les douleurs dans la plaie persistent toujours aussi vives; les accès font toujours défaut. On fait au malade une injection de morphine.

29. — La réunion de la plaie est complète, sauf le trajet du drain; à partir de ce moment, le malade ressent quelques douleurs en parlant et en mangeant; il a aussi des élancements assez curieux dans l'os zygomatique du côté sain.

A l'examen pratiqué avec la pointe de l'aiguille, on constate une anesthésie complète : 1° à l'émergence du mentonnier; 2° dans la zone de distribution du buccal; 3° entre la plaie et l'oreille. A partir du bord du cuir chevelu, à la région temporale, jusqu'au milieu de la joue, s'étend une zone étroite d'égale largeur sur toute sa longueur, où la sensibilité est diminuée. La moitié gauche de la langue et la muqueuse qui recouvre le maxillaire inférieur du même côté sont insensibles.

Paralysie des muscles masticateurs.

9 avril. — On supprime la mèche de gaze iodoformée. Le but de cette mèche avait été d'empêcher la cicatrisation du bout supérieur du nerf avec le bout inférieur.

8 avril. — On cesse tout pansement. Le malade se plaint de ne pouvoir ni mâcher ni ouvrir la bouche. Ce second inconvénient est diminué par l'emploi d'un écarteur.

Etat à la sortie. — La joue gauche est un peu plus rouge que la droite ; pupilles normales, égales, mais réagissant mal à la lumière. Le mouvement des lèvres est normal, mais le malade éprouve quelque peine à siffler. La commissure est un peu déviée à droite ; le maxillaire inférieur, au contraire, est un peu dévié à gauche ; si le patient ferme la bouche, le milieu de l'arcade dentaire inférieure vient s'appliquer au bord externe de la première incisive gauche. Le long de l'apophyse coronoïde, sensation de tension qui n'existe pas de l'autre côté. Le diamètre de l'ouverture buccale n'est que de deux centimètres.

L'occlusion des paupières est moins complète, les sourcils se soulèvent moins haut du côté gauche. Les rides du front, le sillon naso-labial, le coin de la bouche sont moins accusés et l'articulation temporo-maxillaire est plus saillante du côté opéré.

Sur la joue se voient trois grandes cicatrices, traces des opérations pratiquées antérieurement.

Au mois de janvier 1888, d'après une lettre du malade, la guérison persiste ; seulement la rétraction des muscles masticateurs paralysés le gêne beaucoup.

Observation II

(RÉSUMÉE)

(WAREN. — *Boston medic. and surg. Journal*, 1830)

Névralgie du dentaire inférieur. — Résection. — Guérison

Waren a fait la résection du dentaire inférieur pour une névralgie du trijumeau, datant de dix ans, sur un vieillard de soixante-dix ans.

Après avoir appliqué une couronne de trépan sur le maxillaire inférieur, au-dessous de l'échancrure sigmoïde, il enleva douze millimètres du nerf; la plaie se réunit par première intention et le malade
guérit le neuvième jour.

Waren rappelle ce fait vingt-trois ans après et en parle comme
d'une guérison définitive.

Observation III

(RÉSUMÉE)

(Savory. — *The Lancet,* tome II, page 8, 3 juillet 1875)

Névralgie chronique intense sur le trajet des nerfs dentaire et auriculo-temporal.
Opération. — Guérison.

G. P..., cinquante-trois ans, maigre, l'air plus âgé qu'il ne l'est, entre à l'hôpital le 20 mars 1875. Depuis sept ans, il souffrait de douleurs névralgiques intenses de la face, qui revenaient à intervalles
irréguliers.

L'attaque commençait par une sensation de tiraillement au niveau
de la première petite molaire droite de la mâchoire inférieure. La douleur devenait bientôt lancinante, excruciante, s'irradiant vers l'angle
de la mâchoire et vers la tempe droite. Le premier accès fut déterminé par un bâillement. L'action de manger, de boire (surtout les
liquides froids), de parler, de percuter les dents, déterminait souvent,
mais non toujours, un accès. Pour manger, le malade se couchait sur
le dos, avalant de très petits morceaux et très lentement du côté gauche de la bouche. Plus les attaques étaient fréquentes, moins elles
étaient douloureuses. Quelquefois, elles se renouvelaient deux ou trois
fois dans la journée, parfois dans un intervalle de vingt-quatre heures.
La sensation de tiraillement dans la bouche était permanente. Au
début, la douleur partait de la dernière molaire, qui fut arrachée
mais ensuite elle gagna la suivante, et ainsi de suite après chaque
extraction.

Des médicaments employés, les uns procurèrent quelque soulagement, les autres n'eurent aucune action. Au début de l'accès, le malade faisait un mouvement brusque, sa face devenait rouge, ses yeux
pleuraient et sa physionomie exprimait une douleur atroce ; il sem-

blait ne plus savoir ce qu'il faisait, courant dans la salle, s'arrachant les cheveux, serrant sa mâchoire entre ses mains. L'accès cessait aussi brusquement qu'il avait commencé et le malade tombait épuisé sur son siège.

La longueur des accès ne dépassait pas une minute. Il n'y avait rien dans les antécédents, sinon des douleurs rhumatismales dans les genoux et dans le dos, quelques années auparavant.

Le bromure de potassium, le chlorhydrate d'ammoniaque, administrés à son arrivée, le soulagèrent quelque temps. Le sommeil était bon et les accès ne revenaient pas la nuit. Mais le malade réclamait une intervention; Savory, après consultation, se décida à trépaner le maxillaire et à diviser le nerf dentaire.

L'opération fut pratiquée le 24 avril. Deux incisions se réunissant à angle, à la partie inférieure, furent pratiquées au devant du masséter sur la moitié droite du maxillaire inférieur.

Le lambeau triangulaire fut relevé et l'os trépané. Le morceau détaché avait le diamètre d'une pièce de six pence. Le nerf dentaire et l'artère ainsi mis à nu, Savory excisa environ huit millimètres du nerf.

Pendant trois ou quatre jours après l'opération, le malade ressentit encore des tiraillements, qui furent même plus vifs le second jour, mais il n'y eut aucun accès. Neuf jours après, il pouvait manger un œuf et du poisson. Le 16 mai, il quitta l'hôpital, n'éprouvant aucune douleur.

Le 24 mai, pas de sensation douloureuse.

Observation IV

(RÉSUMÉE)

(LÉTIÉVANT. — *Lyon médical*, 1876)

Section du dentaire inférieur gauche pour une névralgie

M. X..., commerçant, habitant Grenoble, ressentit, il y a douze ans, les premières atteintes d'une névralgie du dentaire inférieur gauche.

Absorbé par la violence de ses douleurs, il ne put s'occuper de ses affaires et fut obligé de vendre son commerce avec perte.

Ayant inutilement essayé de tous les traitements à Grenoble et à

Paris, ruiné, désespéré, le malheureux X... vint se remettre entre les mains de Létiévant.

Le point de départ de la névralgie était le dentaire inférieur gauche.

De là, les douleurs s'irradiaient dans la moitié gauche de la face.

Pendant l'accès, le malade grinçait des dents, sa figure grimaçait et se contractait douloureusement ; il trépignait des pieds, courait comme un fou par la chambre, se heurtait aux murs.

Plusieurs fois l'idée du suicide lui était venue ; la vie lui étant insupportable avec de pareilles souffrances.

M. X... ayant consenti à être opéré, Létiévant lui fit la section du nerf dentaire inférieur gauche dans le courant du mois de mai 1874.

Dans cette circonstance, « je ne fis pas la résection du nerf : l'écartement naturel des bouts nerveux une fois divisés, les mouvements naturels et obligés de la mâchoire suffisent à empêcher une réunion ultérieure du nerf. »

La névralgie disparut immédiatement après l'opération.

La guérison de la plaie fut retardée par un léger phlegmon du gosier ; mais ce ne fut pas une complication bien sérieuse.

Trois semaines après l'opération, le malade quittait l'hôpital complètement guéri.

Il présenta trois mois plus tard quelques accès douloureux dans la région primitivement atteinte ; ces douleurs assez vives, qui firent craindre au malade la récidive, disparurent peu à peu.

Six mois après, la guérison complète persistait, ainsi qu'en témoigne une lettre du malade.

Observation V

(Terrillon. — *Bulletin de la Société de Chirurgie*, 1876)

Névralgie du dentaire inférieur droit. — Résection du nerf avant son entrée dans le canal dentaire. — Guérison.

X..., femme, trente-huit ans, entre à Saint-Antoine, le 22 juillet 1876. Il y a dix-huit mois environ, le matin, en se lavant le visage, elle éprouva, sans cause appréciable, une douleur obtuse dans la partie inférieure de la joue droite. Le lendemain, elle éprouvait de véritables crises névralgiques ; le moindre contact, souvent même le moindre mouvement, provoquait une douleur très vive, partant de la partie droite de la commissure labiale et s'irradiant du côté de l'oreille. La malade compare cette douleur à un éclair rapide.

La malade fut soumise pendant l'année 1875 à des médications anti-névralgiques très variées, qui agirent peu, si ce n'est vers le mois de décembre 1875 ; elle eut alors quelques semaines de répit. Mais bien-tôt les douleurs revinrent beaucoup plus vives. Le moindre attouche-ment, l'action de parler, de porter un verre à la bouche, la mastica-tion amenaient des paroxysmes douloureux, qui s'irradiaient le long de la mâchoire inférieure jusque profondément en avant de l'oreille. Au moment des accès qui duraient d'une à deux minutes, la sécrétion salivaire du côté correspondant était exagérée, ainsi que la sécrétion nasale. La malade, s'amaigrissant de jour en jour, finit par se décider à entrer à l'hôpital.

A ce moment, si l'on touchait légèrement, si l'on chatouillait sur-tout, la partie de la joue qui est située à un centimètre en arrière de la commissure et dans une étendue équivalent à une pièce de deux francs, la malade poussait un cri et se reculait vivement.

Elle appuyait sur la partie douloureuse pour calmer l'accès. Les pressions fortes ne provoquaient aucune douleur. Les dents du côté correspondant étaient saines. Cette femme offrait, en outre, tous les signes de l'anémie.

En présence de ce fait, il était utile de déterminer si on avait af-faire à une névralgie simple du nerf dentaire inférieur droit, d'ori-gine périphérique. Or cela était démontré, puisqu'il n'y avait jamais eu d'accidents centraux concomitants et que la pression sur le nerf diminuait ou faisait disparaître la douleur.

Le premier août, M. Terrillon pratiqua l'opération dite de Michel (de Nancy), qui a pour but de couper le nerf dentaire à côté de l'épine de Spix, avant son entrée dans le trou dentaire.

Le soulagement fut immédiat et on put constater le lendemain que la sensibilité au toucher, à la température et à la douleur, était abolie dans toute l'étendue de la région du menton, qui s'étend à droite de la ligne médiane jusqu'à une ligne verticale, passant par la commissure du même côté.

Les jours suivants, il y eut une fluxion douloureuse de la joue, qui dura d'ailleurs fort peu. La malade quitta l'hôpital le 6 août.

Aujourd'hui sa santé est florissante, elle n'accuse qu'un léger prurit survenant parfois dans la région correspondant au nerf coupé ; le chatouillement léger est un peu moins perçu que de l'autre côté, mais il est parfaitement senti. Le contact du froid et de la chaleur donne également une sensation distincte. Il en est de même de la piqûre avec une épingle, qui donne en outre une sensation étrange de fourmillement que la malade ne peut définir. Mais ce qu'il y a de remarquable, c'est que la partie où les sensations sont ainsi perverties ne commence pas sur la ligne médiane, mais bien à un centimètre du côté droit. Elle a l'étendue d'une pièce de deux francs.

La sensibilité de la langue et le goût sont un peu diminués du côté droit vers la pointe, mais sans que la malade en soit aucunement gênée.

Observation VI

(Hôpital St-Éloi de Montpellier. — Clinique de M. le prof. Dubrueil)

(*Semaine médicale*, 1891, page 369)

Névralgie épileptiforme du nerf dentaire inférieur.— Destruction du nerf par le thermo-cautère. — Disparition des douleurs et des convulsions.

..... femme de cinquante-six ans, habitant une localité voisine, est entré le 23 juin dans une de nos salles, pour se faire traiter d'un tic douloureux de la face, contre lequel on avait essayé toutes les médications usités en pareil cas, voire même les pulvérisations de chlorure d'éthyle. Cette femme, qui a eu trois enfants et n'est plus réglée depuis cinq ans, a un embonpoint assez prononcé, et déclare avoir toujours joui d'une bonne santé jusqu'à la maladie actuelle.

Pas d'accidents nerveux dans ses antécédents. Il y a trois ans, elle a commencé à éprouver une douleur au niveau de l'articulation temporo-maxillaire droite. Cette douleur revenait par accès deux ou trois fois par jour ; elle ne se produisait pas la nuit.

Ces crises disparaissaient pendant deux ou trois semaines, et se reproduisaient ensuite, sans cause occasionnelle appréciable.

Depuis deux mois, les douleurs sont devenues plus fréquentes; certains jours, elles sont incessantes et elles s'accompagnent d'un mouvement convulsif de la commissure labiale droite, qui est brusquement tirée en arrière, en même temps que la malade exécute des mouvements analogues à ceux que l'on fait pour se débarrasser des parcelles alimentaires tombées entre le maxillaire et la joue. En même temps la tête s'incline à droite.

A l'entrée de la malade, je constate tous ces symptômes, et je m'assure que la patiente rapporte d'une façon très nette le siège de la douleur au trajet du nerf dentaire inférieur.

L'articulation des sons, la mastication, réveillent la douleur. Il n'y a ni larmoiement, ni salivation. La lèvre inférieure présente à droite une petite ulcération correspondant à la canine et due, très probableblement, à ce que la malade, au moment où la douleur éclate, presse fortement la lèvre contre l'arcade dentaire. Les dents sont saines ; cette femme s'est fait arracher, il y a deux ans, les deux petites molaires, espérant obtenir ainsi une atténuation de ses douleurs, espoir qui ne s'est nullement réalisé. Le point mentonnier est douloureux à la pression. Les branches du trijumeau autres que le dentaire inférieur sont indemnes. En désespoir de cause, le médecin traitant avait conseillé à sa cliente de venir réclamer les secours de la chirurgie.

La résection du nerf dentaire intérieur par trépanation de la branche montante est pratiquée le 29 juin 1891.

Le lendemain, la malade nous raconte qu'elle a encore souffert, mais elle n'a pas eu de contractions. Il est assez difficile de faire préciser à cette femme, dont l'intelligence laisse un peu à désirer, et il me semble que la douleur qu'elle accuse n'est pas névralgique, mais bien le résultat du traumatisme.

Le 2 juillet, l'opérée reconnaît que la douleur a complètement disparu. Je constate, à l'aide d'une épingle promenée à la surface de la peau et puis légèrement enfoncée, que la région innervée par le nerf mentonnier est anesthésiée et analgésiée. Je m'aperçois en même temps que la commissure labiale droite est légèrement déviée à gauche ; il faut regarder avec une certaine attention pour s'en apercevoir. C'est la seule déviation des traits que l'on constate. Au bout de quelques jours, il était évident que l'écartement des mâchoires était notablement diminué, ce qui pouvait être rattaché à la lésion du masséter ou bien à celle du ptérygoïdien interne, à la myosite et à la formation de tissu cicatriciel, qui devaient en être la conséquence fatale.

La plaie a fort peu suppuré, et, le 23 juillet, elle était presque complètement cicatrisée.

Je me proposais de commencer bientôt à dilater l'orifice buccal à l'aide de l'ouvre-bouche de Larrey, mais la malade, qui, complètement débarrassée de sa douleur, se trouvait très satisfaite, a voulu quitter l'hôpital sans attendre plus longtemps.

Observation VII

(RÉSUMÉE)

(DENUCÉ. — *Mémoires et Bulletin de la Société de médecine et chirurgie de Bordeaux*, 1869)

Névralgie épileptiforme. — Résection du dentaire et d'une portion du maxillaire inférieur. — Guérison.

Au mois d'octobre 1868, un malade, atteint de névralgie faciale, se présenta au docteur Denucé.

A peine le malade eut-il prononcé quelques paroles, qu'une crise se déclara.

Le point de départ de cette douleur avait été l'avulsion de la première molaire, pratiquée brutalement, vingt ans auparavant. Cette douleur, allant toujours croissant, prit bientôt le caractère intermittent. Elle venait brusquement, fulgurante, et disparaissait au bout de quelques secondes, aussi rapidement qu'elle était venue. Depuis vingt ans cet état n'avait pas changé. Une fois, le malade fut soulagé durant un mois : le docteur Chaumel lui avait pratiqué la résection du nerf mentonnier. Mais bientôt la douleur reparut aussi vive, aussi tenace.

L'allure du malade, pendant ces accès, fit diagnostiquer une névralgie épileptiforme survenue à la suite de la blessure du nerf dentaire inférieur, pendant l'avulsion d'une dent.

25 octobre. — L'opération fut pratiquée par Denucé de la façon suivante :

Une incision de 10 centimètres de longueur, allant jusqu'à l'os, est pratiquée le long du bord du maxillaire inférieur ; les parties molles sont disséquées, en respectant la périoste. Une sonde cannelée est passée en dedans du maxillaire, et au moyen de la scie on enlève une partie du maxillaire : 5 centimètres sur le bord supérieur, 4 sur le bord inférieur. La plaie ne communique pas avec la cavité buccale. Quatre ligatures.

Dès que la première section a été faite, la névralgie a disparu ; plus d'accès. Toute la région innervée par le trijumeau devient le siège d'hyperesthésie ; de sorte que le pansement devient douloureux, principalement dans la région sous-orbitaire.

Un drain est placé au fond de la plaie.

Le malade est tranquille ; il dort quelques heures. L'hyperesthésie de la face disparaît au bout de quelques jours.

Les ligatures tombent après huit jours, le drain est enlevé le dix-huitième ; la guérison, complète quand le malade a quitté l'hôpital, s'est maintenue parfaitement.

L'examen du canal dentaire a montré qu'au niveau de la première molaire il y avait un coude qui en rétrécissait le calibre.

Observation VIII

(RÉSUMÉE)

(Docteur TRIPIER. — *Revue de chirurgie*, 1889)

Névralgie du nerf dentaire inférieur gauche. — Section du mentonnier. — Récidive. — Excision de la partie intra-osseuse et arrachement du bout périphérique.

X..., de l'ordre des Chartreux, souffre depuis douze ans de douleurs cruelles dans le côté gauche de la face, mais particulièrement au niveau du menton et de la tempe.

L'affection paraît avoir débuté par les dents, dont on a arraché plusieurs qui étaient cariées. Les douleurs, d'abord vagues et lourdes, finirent par se localiser au niveau de la deuxième molaire et de la dent de sagesse, qui quoique saines furent arrachées. Aucune amélioration. Au contraire, c'est à partir de cette époque que les douleurs paraissent avoir pris de l'extension ; il se produit de véritables accès avec convulsions des muscles de la face, plongeant le malade dans une angoisse inexprimable. Les accès se montrent surtout la nuit et lorsqu'il veut parler, boire ou manger.

Quand il crache, il ressent une violente douleur au menton ; puis surviennent des élancements dans la joue, et la douleur se localise dans un point situé en avant de l'oreille, au niveau de l'articulation temporo-maxillaire. Là, elle offre son maximum d'intensité. Le malade attend, anxieux, la bouche entr'ouverte, la fin de l'accès. A ce moment, il se produit un instant de bien-être puis les douleurs reparaissent.

Tout le côté gauche de la face est très hyperesthésié, même en dehors des accès. Mais c'est au niveau du trou mentonnier que le phénomène est le plus accentué. Le malade appréhende quand on approche de ce point.

Les pressions à ce niveau sont en effet très douloureuses.

Tout le rebord alvéolaire est également très sensible. Cependant, on ne note ni tuméfaction de la muqueuse, ni nodosité profonde.

La langue aussi est hyperesthésiée du côté correspondant. Veut-on la toucher, elle se porte de l'autre côté ou en haut, de façon à éviter le contact.

En comprimant fortement au niveau du trou sous-orbitaire, il se produit une légère atténuation des douleurs qui semblent revenir plus fortes ensuite. Notons, en passant, qu'il existe encore des dents malades de la rangée supérieure. Pas de changement appréciable en comprimant au niveau du trou sus-orbitaire ; par contre, en comprimant au niveau du tragus, on fait presque aussitôt cesser la douleur.

Pendant les accès, des mucosités s'écoulent du nez. Le malade n'entend pas la montre, même appliquée contre l'oreille, ni quand on la place sur le crâne. Cependant, il n'a rien éprouvé de ce côté.

Jamais de troubles cérébraux. La mémoire est excellente, et si la parole paraît un peu embarrassée, c'est par crainte du retour des accès douloureux.

De vingt-sept à quarante-huit ans il a habité Rome, où il a eu des fièvres intermittentes. Rien du côté des poumons ou du cœur.

Après avoir essayé en vain de tous les remèdes, il s'est fait opérer. Un médecin aurait pratiqué la section du nerf mentonnier par la voie buccale. Les douleurs se sont calmées pendant quelques semaines, puis elles sont revenues.

On se décide à intervenir une seconde fois par le procédé que nous avons indiqué plus haut.

23 juin. — Pas de douleurs. Quelques tiraillements dans la lèvre inférieure.

25. — Le malade a ressenti dans la joue une forte douleur la nuit dernière, mais elle n'a fait que passer et ne s'est pas reproduite. On change le pansement. Sécrétion séro-sanguinolente abondante.

30. — Pas de douleurs. On retire les drains.

2 juillet. — Un peu de suppuration par l'ouverture où était le drain postérieur. Malgré cela on panse à l'iodoforme.

10. — Quelques gouttes de pus seulement.

16. — Léger suintement. Pansement boriqué.

Avant de laisser partir le malade, on fait enlever les dents cariées qui se trouvent des deux côtés, en haut et en bas. Sur toutes les racines on constate de la périostite alvéolo-dentaire.

On a eu des nouvelles du malade au commencement de septembre : il allait aussi bien que possible et commençait à entendre la montre, non seulement sur le crâne, mais même en la plaçant à une petite distance de l'oreille.

Observation IX

(MONOD. — *Bulletin de la Société de chirurgie*, 1884)

Névralgie rebelle du dentaire inférieur droit. — Extension de la douleur aux autres nerfs de la face. — Tic douloureux. — Élongation du dentaire inférieur par le procédé de Waren. — Guérison temporaire. — Récidive au bout de six mois. — Résection de l'extrémité terminale du nerf dentaire par trépanation de la branche horizontale du maxillaire inférieur et arrachement du nerf mentonnier. — Guérison constatée plus d'un an après.

C..., cinquante-quatre ans, ancien officier, entra à l'hôpital d'Ivry, en juillet 1882. Bonne santé habituelle, ni rhumatisme, ni paludisme. Syphilis à vingt et un ans. Pendant la guerre de 1870, étant couché sur la neige, il ressentit sa première crise de névralgie dentaire, qui depuis a reparu tous les quatre ou cinq mois.

En juillet 1872, étant au lit, il éprouva tout à coup une douleur atroce dans la mâchoire inférieure, du côté droit, et sur le bord de la langue du même côté. La douleur dure six ou sept heures, puis se calme. Trois mois après, nouvelles crises qui augmentent d'intensité et de fréquence.

En 1875, elles sont devenues presque continues.

En 1877, C... a remarqué que la douleur a toujours son point de départ au niveau des molaires inférieures. Après l'avulsion d'une grosse molaire, pas d'amélioration.

Le 7 avril 1881, à la suite d'une crise, avulsion de trois grosses molaires et d'une canine. Aucune carie dentaire. La douleur diminue progressivement et cesse le lendemain. L'amélioration dure cinquante-quatre jours.

Au bout de ce temps, les crises reparaissent avec une intensité atroce. Il est dans cet état depuis quinze mois, lorsque nous le voyons en juillet 1882 ; souffrances continues exagérées par les moindres mouvements de la mâchoire, mastication presque impossible, car elle cause des paroxysmes d'une intensité inouïe. La douleur part toujours d'un point qui correspond à la deuxième prémolaire ; elle s'étend à tout le dentaire inférieur, foyer principal, pour gagner l'oreille et envahit toute la sphère du nerf trijumeau droit. La souffrance de l'oreille est déchirante et s'accompagne d'une sensation de claquement.

Pendant les crises, le simple passage de la langue sur la face interne de l'arcade dentaire cause une douleur intolérable. Dans l'intervalle des accès, ce point n'est pas sensible au toucher.

Après l'insuccès de tous les médicaments calmants, il accepte l'offre d'une opération.

13 juillet 1882. — Incision en L dont la longue branche est parallèle au bord postérieur du maxillaire, la courte branche suit son bord inférieur jusqu'à l'artère faciale. L'incision pénètre jusqu'à l'os. Le masséter est détaché et refoulé de bas en haut à l'aide d'un grattoir mousse. Le doigt sent nettement le bord inférieur de l'échancrure sigmoïde. A 1 centimètre au-dessous de la partie la plus déclive de cette échancrure, j'applique une couronne de trépan. La lame n'est libre que sur une petite étendue, 1 centimètre environ ; je n'avance que progressivement et à petits coups, de façon à pouvoir m'arrêter dès que la sensation de résistance osseuse me fera défaut.

J'enlève avec une pince les fragments osseux restés au fond de la perforation. A travers le périoste déchiré de la face interne du maxillaire, j'aperçois dans l'aire de la perforation le cordon vasculo-nerveux. Le nerf reconnu est chargé seul sur une aiguille mousse fortement coudée, puis sur une sonde cannelée, une forte traction est exercée, en sorte que le sommet de la courbe que décrit le nerf a dépassé de 5 millimètres au moins la face externe de l'os. Il est, en outre, écrasé.

Pansement phéniqué. Deux heures après l'opération, le malade ressent sa douleur névralgique comme avant. Il souffre, de plus, au niveau de la plaie, surtout le soir. La sensibilité est conservée dans la région du menton et au niveau de l'arcade dentaire inférieure droite.

20. — Nuit assez bonne ; douleur locale, tantôt atroce, tantôt absente. La douleur névralgique est atténuée ; elle ne persiste que sur le dentaire inférieur. La douleur de l'oreille et les élancements le long des branches supérieures du trijumeau ont disparu. Pas de tuméfaction locale ; ablation d'un point de suture.

Les douleurs névralgiques augmentent pendant les jours suivants, puis disparaissent.

13 août.—Le malade sort, se considérant comme guéri. La douleur n'a pas reparu depuis huit jours. La sensibibilité de la lèvre inférieure droite a complètement disparu, les piqûres d'épingles ne sont pas senties. Pendant deux ou trois mois, quelques douleurs très supportables se font sentir sur le trajet du dentaire.

20 novembre.— Le lendemain d'une crise de coliques néphrétiques, signes d'une congestion cérébrale.

Le lendemain, il se plaint de douleurs au point d'émergence du facial, du nasal interne droit à la racine du nez, s'irradiant dans la moitié antérieure du crâne. Trois jours plus tard, il accuse des douleurs au niveau du trou mentonnier.

Peu à peu la douleur se rétablit avec la même intensité qu'avant l'opération.

Mai 1883. — Les crises douloureuses sont aussi pénibles que jamais ; mêmes caractères. La douleur commence au niveau des premières molaires du côté droit, s'étend jusqu'au trou mentonnier et s'irradie par en haut jusqu'à l'oreille. Le point auriculaire a reparu. Il y a de plus un point sous-orbitaire qui n'existait pas autrefois ; les moindres mouvements de la mâchoire provoquent une crise.

Je me décide à attaquer le nerf dentaire inférieur dans sa portion horizontale, au niveau du point de départ des crises douloureuses. Je veux essayer, au moyen d'une trépanation faite en arrière du trou mentonnier, de détruire l'extrémité terminale du nerf sur la plus grande étendue possible.

22. — L'opération est faite par le procédé décrit plus haut (voir p. 51). Les suites furent des plus simples.

La plaie, bien détergée, fut suturée et recouverte d'un pansement phéniqué.

Les phénomènes douloureux ne disparurent pas instantanément.

Dans la nuit qui suivit l'opération, une crise survint qui dura environ une heure, mais fut d'une intensité moyenne et ne présenta pas les caractères des crises antérieures. La douleur était continue, sans élancements. Elle siégeait au niveau des molaires et n'irradiait pas vers l'oreille.

25. — Enlèvement des points de suture ; nouvelle crise, mais courte.

A partir de ce jour, les douleurs deviennent de plus en plus rares, puis disparaissent complètement.

L'insensibilité de la lèvre inférieure, puis du menton, ne suivit pas immédiatement l'opération.

La sensibilité tactile explorée le lendemain et le surlendemain était diminuée ; mais l'anesthésie était loin d'être complète. Le quatrième jour elle était plus prononcée, mais elle n'était absolue que dans un rayon de 2 centimètres autour du trou mentonnier.

J'ai suivi ce malade pendant un an ; il n'a eu que de fausses alertes. Il a, par moments, un souvenir de ses anciennes douleurs, mais jamais de névralgie vraie.

La sensibilité obtuse dans toute la sphère de distribution du nerf mentonnier n'est nulle part complètement abolie.

Observation X

(LÈTIÉVANT, in *Traité des sections nerveuses*, 1873)

Névralgie du dentaire inférieur. — Section du nerf. — Récidive. — Section du buccal. — Amélioration.

F.. , âgé de trente ans, fut pris, il y a environ trois ans, d'une douleur de la mâchoire inférieure droite et s'étendant à tout le côté droit de la face.

Après l'extraction d'une molaire, disparition de la douleur pendant une année.

Au printemps suivant, F... se fit arracher encore deux dents ; mais la douleur, un moment calmée, reparut bientôt pour ne plus cesser, malgré de nouvelles avulsions dentaires.

Comme moyens médicaux, seule l'injection de morphine avait de bons résultats.

Il fut opéré le 17 juillet. On pratiqua la section du nerf dentaire inférieur, avant son entrée dans le canal, d'après le procédé de Michel (de Strasbourg) ; le malade avait repoussé l'anesthésie.

Le 30 juillet, il quittait l'hôpital, guéri.

Un mois plus tard, il éprouvait des douleurs sur le trajet du sous-orbitaire, mais légères et ne survenant que pendant la mastication.

Quelque temps plus tard, il y eut amélioration ; il pouvait manger et travailler.

Néanmoins, en 1869, on lui pratiqua la section du nerf buccal ; la douleur ne disparut pas complètement.

On proposa au malade la section du sous-orbitaire ; il refusa.

Observation XI

(Demons, *in* Thèse de Vernet. Bordeaux, 1890)

Prosopalgie. — Résection des nerfs dentaire inférieur et buccal

Rose F..., soixante-huit ans, sans profession, entre le 15 novembre 1888, pour un tic douloureux de la face, dans le service de M. le professeur Demons.

Antécédents héréditaires : père mort hémiplégique.

Rien à noter dans les antécédents personnels.

Elle a eu pendant longtemps des maux de dents qui disparurent spontanément. Il y a vingt ans, après s'être refroidie, en lavant une lessive par une froide journée d'hiver, elle ressentit une douleur très vive, au niveau de l'apophyse orbitaire externe. Toute la zone innervée par le sous-orbitaire était très douloureuse à la pression. Au bout de douze jours, les douleurs persistant aussi intenses, elle fit appeler un médecin qui prescrivit, sans résultat, l'application de douze sangsues au point douloureux.

Un mois après, les douleurs avaient gagné en étendue et s'irradiaient dans tout le côté droit du crâne, la joue et le maxillaire inférieur (zone du buccal et du dentaire inférieur) ; ces douleurs étaient brusques, rapides, en quelque sorte fulgurantes, s'accompagnant de la contraction des muscles correspondants de la face. Au moment des accès, la malade ressentait des picotements jusque dans le côté gauche de la face. Elle garde alors le lit pendant trois mois, se soignant à sa guise. Pendant dix ans, elle consulta successivement tous les sorciers, somnambules et rebouteux de la région, bien entendu sans résultat, puis se contenta de souffrir sans se soigner.

Depuis quatre ans, les douleurs ont diminué en étendue, elles ont disparu peu à peu dans la zone sous-orbitaire.

Actuellement, toute cette région est indemne ; mais lorsque elle mâche des aliments solides, elle ressent aussitôt des douleurs très vives, au niveau des dents de la moitié gauche de la mâchoire inférieure, surtout au niveau de la deuxième prémolaire ; en même temps, les muscles correspondants se contractent, l'obligeant à faire une série de grimaces fort douloureuses. Il en est de même quand elle veut s'apprêter à parler, ou quand elle baisse la tête pour coudre, par exemple.

Aussi, pendant des années, est-elle réduite à craindre le moindre mouvement et à ne se nourrir que de lait, de riz ou de panades.

Notons que depuis plusieurs années elle est sourde du côté droit, et qu'elle présente sur la lèvre supérieure, un peu à gauche de la ligne médiane, une excroissance épithéliale d'origine cornée et un déchaussement très marqué de toutes les dents du côté gauche.

Examinée au point de vue de la sensibilité, elle ne nous a donné que des résultats vagues, le plus souvent contradictoires.

Cependant, nous avons pu noter une hyperesthésie de l'arcade sourcilière, de la pommette, de la racine du nez, de la paroi interne de la joue, de la gencive inférieure et de la commissure labiale du côté gauche. La sensation à la chaleur et au froid semble conservée.

Notons, comme troubles trophiques, du coryza chronique de la narine gauche.

Elle essaie, sans résultat, le sulfate de quinine et l'antipyrine. Elle subit plusieurs séances d'électrisation qui semblent l'améliorer (crises moins fréquentes, moins douloureuses). Le 20 décembre même, les douleurs n'existent plus que dans la zone du dentaire inférieur. Elle quitte alors l'hôpital, mais revient le 8 janvier 1889. Les douleurs ont augmenté et sont aussi vives qu'au moment de sa précédente entrée à l'hôpital.

L'opération a lieu le 14 janvier. Ce jour-là, après chloroformisation, incision de 4 centimètres en arrière de l'angle de la mâchoire ; on trépane ensuite le maxillaire inférieur.

Résection du nerf dentaire inférieur. Une incision de 2 centimètres environ, pratiquée au devant du masséter, permet la résection du nerf buccal.

Le 15 janvier, les douleurs ont totalement disparu.

16. — Légères douleurs au niveau des deux premières molaires inférieures gauches. Paroi postérieure du pharynx rouge et un peu douloureuse.

17. — Premier pansement: on enlève le petit drain qui avait été mis dans la plaie.

20. — Dans la soirée, crise névralgique durant une heure environ.

Depuis, la guérison s'est faite sans encombre. Anesthésie complète, dans toute la zone du buccal et du dentaire inférieur (dents déchaussées, rebord alvéolaire rouge, sanieux).

La malade sort quelques jeurs après de l'hôpital, à peu près guérie.

Observation XII

(BŒCKEL, *Gazette des hôpitaux*, 1864)

Excision des lingual et mentonnier pour une névralgie

Marie M..., de la vallée de Münster, âgée de soixante-neuf ans, mère de plusieurs enfants, n'a jamais fait de maladie sérieuse. Depuis quatre ans, elle souffre de douleurs névralgiques de la moitié gauche de la face, qui viennent par accès irréguliers et sans siège fixe. Mais, depuis le mois de février 1862, la névralgie s'est localisée dans le côté gauche de la langue et de la mâchoire inférieure.

Les accès se présentent avec une grande intensité, plusieurs fois par jour et durant dix à vingt minutes. Ils s'accompagnent des muscles du visage et même des membres.

Les douleurs sont si vives que la malade craint de parler et de manger, et n'ose plus remuer la langue. Dans ces derniers temps, la crampe a quelquefois gagné le larynx et occasionné des accès de suffocation.

Voyant l'insuffisance des traitements suivis jusqu'alors, la femme M... entre, le 6 juin 1863, à la maison des Diaconesses de Strasbourg, pour se remettre entre les mains de M. Hirtz ; ce professeur, jugeant nécessaire une intervention chirurgicale, m'engage à voir la malade avec lui.

Nous constatons une hyperesthésie considérable de la moitié gauche de la langue. Le moindre attouchement provoque un accès de névralgie. Le trou mentonnier est également très sensible à la pression;

mais les autres points d'émergence du trijumeau n'offrent rien de particulier. Ils ne deviennent douloureux qu'au moment des accès. La mâchoire inférieure est complètement privée de dents ; mais il existe du côté gauche une saillie irrégulière également très sensible.

Je commence par enlever cette petite exostose avec la pince de Liston, mais sans que cela exerce une influence favorable sur la marche de la maladie.

Le 8 juin 1863, on excise dans la même séance 2 centimètres du lingual par le procédé de Michel, et le nerf mentonnier.

L'examen du segment enlevé au nerf lingual ne montra aucune altération, pas même de vascularisation.

A la suite de cette intervention, la malade éprouva une douleur assez vive au niveau des incisions, et une anesthésie complète de la lèvre et du côté gauche de la langue. Les accès névralgiques sont complètement supprimés à partir de ce moment, et les plaies guérissent en deux jours, sans suppuration appréciable et sans douleur.

J'ai appris depuis que la guérison s'est maintenue pendant près d'un an, mais que depuis cette époque, la femme M... se plaint de nouveau de quelques accès de tic douloureux, sans que je sache quel en est le point de départ. Il ne paraît pas cependant que ses souffrances soient bien vives ou bien continues, car elle n'est pas venue me retrouver comme elle en avait d'abord l'intention.

Observation XIII

(Roser. — *Archiv. für Physiolog. heilkünde*, 1855. — *Gazette médicale de Paris*, 1857.)

Un homme de soixante et onze ans souffrait depuis plusieurs mois d'une violente douleur à la langue, siégeant du côté gauche. Il ne pouvait parler ni sortir la langue ; le contact du doigt causait les plus vives douleurs ; la déglutition, même des aliments liquides, était excessivement douloureuse. Après qu'on eut inutilement employé une foule de remèdes, on cautérisa la partie malade, ce qui amena quelque soulagement. Mais, le mal ayant repris d'une manière plus forte que jamais, le professeur Roser pensa qu'il n'y avait qu'un moyen de faire cesser ces douleurs intolérables, c'était de couper le nerf lingual.

Après quelques essais sur le cadavre, l'auteur prit le parti de fendre la joue jusqu'à la branche montante du maxillaire inférieur et d'atteindre le nerf lingual en pratiquant une incision latérale à la langue, après avoir soulevé celle-ci à l'aide d'une pince à érigne.

L'opération présenta quelque difficulté, cependant on parvint à réséquer une portion du nerf. Au bout de quelques jours, la plaie de la joue et celle de la langue étaient fermées. Le malade se trouvait parfaitement bien, et depuis lors il n'eut plus à se plaindre de sa douloureuse affection.

Observation XIV

(Giov. INZANI. - (*Gazetta medica ital. dei stati sardi,* 1857. — *Gazette des hôpitaux.*)

Névralgie du nerf lingual. — Névrectomie. — Guérison

P... (Giovanni), âgé de trente et un ans, d'une forte constitution, fut pris à l'âge de dix-sept ans, à la suite d'une exposition au froid humide, de douleurs articulaires qui affectèrent successivement les membres supérieurs et les membres inférieurs.

A l'âge de vingt et un ans, il commença à éprouver une violente douleur en dedans de l'alvéole de la troisième grosse molaire droite, douleur qui se prolongeait jusque dans l'oreille ; cela dura plusieurs jours, puis survint un calme de quatre mois ; la névralgie reparut alors plus intense ; elle persista ainsi pendant dix ans, ne laissant que de courts moments de repos. Dans l'intervalle des accès, une douleur sourde persistait dans les points indiqués. La troisième et la deuxième grosses molaires furent enlevées sans qu'il survînt aucune amélioration.

Pendant les accès, la face devenait très rouge, se couvrait de sueur, des mouvements convulsifs se produisaient dans les muscles. La névralgie correspondait à l'alvéole de la dernière grosse molaire et s'étendait dans l'oreille, où elle était beaucoup plus vive. La langue n'était affectée d'aucun mouvement convulsif ; il n'y avait aucun symptôme de ce côté.

Le médecin, ne sachant lequel était affecté des deux nerfs qui se trouvent sur le trajet indiqué, s'attacha à trouver un procédé qui pût lui permettre de mettre à découvert, le nerf dentaire d'abord, puis le lingual, s'il était nécessaire d'attaquer ce dernier.

6

Le nerf dentaire fut réséqué par la méthode de Waren. Au bout de quatre jours seulement, les douleurs diminuèrent un peu : elles reparurent au bout de deux mois, et les choses revinrent à leur premier état.

Une seconde opération fut faite. La table profonde de l'os fut enlevée encore à l'aide du trépan, et le nerf lingual rapidement coupé : le malade poussa alors un cri aigu, disant que c'était là le siège de sa douleur.

La guérison fut la suite de cette deuxième opération, et la santé du malade ne tarda pas à se rétablir complètement.

Ces opérations ont déterminé d'abord une paralysie du côté droit de la lèvre inférieure ; la section du lingual produisit une abolition du sens tactile et du goût dans la moitié antérieure de la langue du côté droit. La sécrétion salivaire, qui était très abondante dans les glandes sous-maxillaires et sub-linguales pendant les accès a complètement cessé.

Observation XV

(Vanzetti. — *Gazette des hôpitaux,* 1868)

Névralgie du lingual. — Névrectomie. — Guérison

Pivà M... (de Legnago), âgée de soixante-quatre ans, mère de douze enfants, se présenta à notre consultation, le 18 novembre 1862, demandant conseil pour des douleurs qu'elle ressentait par accès dans la bouche et à la mâchoire inférieure, surtout pendant qu'elle mangeait.

Il nous fut impossible de localiser exactement cette névralgie, et, après un essai infructueux d'injection de sulfate d'atropine, la malade retourna chez elle.

Les douleurs continuèrent de se faire sentir pendant l'année 1863, et devinrent plus violentes au commencement de 1864. Les injections d'atropine, employées de nouveau, l'ustion de l'oreille et beaucoup d'autres remèdes restèrent sans résultat.

Le 24 avril 1864, la malade entre à l'hôpital. Cette fois elle décrit ses douleurs différemment. Elle n'est préoccupée que d'une chose : c'est de nous persuader que toutes ses douleurs proviennent d'une bride située au-dessous de sa langue et qui, en gênant les mouvements,

amènerait ses souffrances. Aussi tire-t-elle souvent sa langue hors de
la bouche en tournant la pointe en haut, pour nous montrer cette
bride, qu'elle touche du doigt.

Il existe, en effet, au côté gauche du frein, un repli très saillant de
la muqueuse, tout à fait semblable à un second frein, mais ne pouvant empêcher en rien les mouvements Pour complaire à la malade,
je coupai cette bride d'un coup de ciseaux.

Après cette petite opération, toutes les douleurs cessèrent, à notre
grand étonnement, ce qui nous fit croire qu'en effet ce pli était le
siège de la névralgie. La malade, très satisfaite, nous quitta le
20 mai 1864.

Guérison complète jusqu'au 28 janvier 1866 ; ce jour-là, il sembla
à la malade que la moitié gauche de la langue était épaissie, elle y
ressentait un picotement étrange, et, le jour suivant, elle eut de la
peine à parler et à manger. Deux jours après, à ces sensations particulières, se joignit une douleur rongeante s'étendant de la pointe de
la langue à tout son côté gauche jusqu'au pilier correspondant. Cette
douleur arrivait et devenait de suite intolérable quand la malade mangeait, buvait, parlait, en un mot à chaque mouvement de la langue.

Cet état si pénible persistant malgré l'usage de la morphine, etc.,
la malade se fit recevoir pour la troisième fois à l'hôpital, le 9 mars
1866. Ses souffrances étaient cruelles ; elle fondait en larmes chaque
fois que, pressée par la faim, elle devait prendre quelques aliments,
et encore, pour pouvoir les avaler, elle donnait à sa tête des attitudes
particulières ; elle poussait avec beaucoup de précautions le bol ali-
mentaire jusque dans l'arrière-gorge, après l'avoir réduit en fines
boulettes et lui faisant suivre le côté droit de la langue ; puis elle éle-
vait et étendait brusquement la tête en arrière pour le faire descen-
dre. Pour boire, elle appliquait le bout de sa langue au verre et l'y
pressait avec la lèvre inférieure. Pendant le jour, les douleurs étaient
moins fortes que la nuit.

Du 9 mars jusqu'au 3 avril, l'iodure de potassium, l'arsenic, la
glace, l'acupuncture, l'anesthésie locale avec l'appareil de Richardson,
l'électricité furent essayés, mais sans aucun succès. Il nous revint
alors en mémoire qu'en 1864 la simple incision de quelques millimètres faite au-dessous de la pointe de la langue, où les douleurs paraissaient avoir eu uniquement leur siège, les avait fait cesser pendant
deux ans environ.

Nous fîmes donc, le 3 avril, une incision qui, cette fois, s'étendait le long de tout le côté gauche de la langue jusqu'au pilier. La malade en éprouva un très grand soulagement ; elle put parler et manger sans souffrances et passer ses nuits dans un sommeil réparateur, de sorte que sa constitution, très détériorée par les douleurs, le manque de nourriture et de repos commença bientôt à s'améliorer sensiblement.

Malheureusement, cet amendement si heureux ne dura que quinze jours. La malade elle-même, sentant le fâcheux effet de la cicatrisation, nous demandait de l'empêcher. Les douleurs reparurent dès que l'incision fut cicatrisée, et, le 24 avril, elles étaient aussi fortes qu'auparavant, s'étendaient même de la langue aux gencives et à l'articulation temporo-maxillaire.

Le 27 avril, la malade est en proie à des douleurs excessivement fortes, qui s'étendent à la joue, à l'oreille, à tout le côté gauche du cou ; elle se plaint d'affaiblissement de la vue et de diplopie. Pour apaiser ses souffrances, on l'anesthésie avec l'éther plusieurs fois par jour.

Le 2 mai, la malade est plongée dans un anéantissement profond ; elle gémit et pleure continuellement, et, dans ses accès de désespoir, elle demande qu'on vienne à son secours de quelque manière que ce soit.

Profitant d'un moment de calme, elle est conduite à la salle d'opération où on lui pratique la résection du nerf lingual par la voie buccale. Dès que le nerf fut coupé, les douleurs cessèrent pour ne plus reparaître. Le lendemain de l'opération, la malade parla et prit des aliments sans souffrances. Au troisième jour, il y eut un peu d'enflure traumatique dans l'angle de la mâchoire, du côté de la plaie, qui se cicatrisa au bout d'une semaine.

Le 13 mai, quinze jours après l'opération, la malade, très satisfaite, retournait chez elle en parfait état de santé.

La portion du nerf réséquée était longue de 2 centimètres et côtoyée par une petite portion du conduit de Warthon ; examinée par Vlacovich, elle ne présenta aucune altération.

Dix-sept mois après, suivant une lettre du docteur Maggioni, la guérison se maintient parfaite.

Le goût est complètement perdu sur la moitié antérieure gauche de la langue ; les piqûres profondes sont moins bien senties que de l'autre côté. Enfin, la malade accuse une sécrétion salivaire plus abondante qu'avant l'opération.

Observation XVI

(Hôpital Saint-Éloi de Montpellier. Clinique de M. le professeur
    DUBRUEIL. — *Semaine médicale,* 10 janvier 1892.)

Névralgie du nerf lingual. — Résection. — Guérison absolue pendant dix
mois, puis réapparition de la névralgie sur les nerfs palatins et sous-orbitaire du même côté. — Résection du nerf maxillaire supérieur au niveau du
trou grand-rond.

....., femme, quarante-cinq ans, grande et bien constituée, entre
le 24 novembre 1891, dans la salle Jean-Louis-Petit. Elle n'est plus
réglée depuis cinq ans. Il y a vingt ans, elle a eu la syphilis et a été
soignée pendant six mois ; les accidents ont, du reste, été très bé-
nins, et depuis elle a eu cinq grossesses parfaitement normales. Les
enfants sont venus à terme et bien portants. Deux sont morts en bas
âge, sans avoir jamais présenté aucun signe de syphilis ; les trois autres sont vivants et bien portants. Cette femme n'a jamais eu, dit-elle,
d'autre maladie.

Le début de la névralgie dont elle est atteinte remonte à quatre
ans. Brusquement, et sans cause connue, la malade a éprouvé une
vive douleur dans la partie supérieure du bord droit de la langue.
Cette première atteinte a duré un mois. Il y a eu ensuite un mois de
calme, puis réapparition de la douleur qui a persisté deux mois, au
bout desquels elle a disparu pour six mois. Bref, les alternatives de
douleur et de calme se sont succédé jusqu'au mois de juillet 1891. A
dater de cette époque, la souffrance a persisté sans rémission.

On avait d'abord considéré la névralgie comme ayant son siège dans
le nerf dentaire inférieur, et due probablement à quelque dent cariée.
Aussi la malade se fit-elle arracher plusieurs molaires inférieures du
côté malade, ce dont elle ne retira aucun avantage.

La cocaïne, l'antipyrine est bien d'autres médicaments restèrent
sans résultat, ainsi qu'un traitement de quatre mois par le sirop de
Gibert et l'iodure de potassium.

Au moment de l'entrée de la malade à l'hôpital, nous avons pu constater que la douleur siégeait à peu près à l'union du tiers postérieur
avec les deux tiers antérieurs du bord droit de la langue. Elle se re-
produisait toutes les cinq minutes environ et durait quelques secondes, sans irradiations, mais avec une violence extrême. Dans l'inter-

valle des paroxysmes, la région atteinte était endolorie. Si l'on priait la malade de tirer la langue, elle ne le faisait qu'avec les plus grandes précautions, de peur de renouveler la douleur. Les sensibilités tactile et gustative n'avaient subi aucune altération ni diminution du côté malade. On ne notait pas de salivation exagérée ; aucune lésion apparente de la langue, pas de mouvements convulsifs de cet organe au moment des crises douloureuses. Les autres branches du trijumeau étaient indemnes.

Dans l'insuccès des médications multiples auxquelles on avait eu recours, je pensai qu'il n'y avait plus de ressources que dans l'intervention chirurgicale et je résolus, pour plus de sûreté, de détruire une portion du nerf au thermo-cautère.

Je me décidai pour la méthode trans-maxillaire, et quelques recherches sur le cadavre me démontrèrent qu'il fallait appliquer la couronne de trépan (couronne moyenne de Charrière), de telle façon que la pyramide se trouve un peu en avant de l'origine du canal dentaire.

L'opération fut pratiquée le 30 novembre dernier. Le lendemain, la malade accusait une assez vive douleur dans la région massétérine, mais elle sortait la langue librement et, si elle éprouvait quelques fourmillements sur le bord droit de cet organe, elle ne ressentait plus du tout la douleur névralgique.

Le 2 décembre, la langue n'était le siège d'aucune sensation anormale, et la malade ne souffrait presque plus au niveau du masséter.

Je supprimai le drain le 4 décembre. Deux jours après, je m'aperçus qu'il s'était accumulé un peu de pus sous la peau. Je le fis sortir par la pression, et il ne se reproduisit pas de nouvelle collection. Les fils à suture enlevés, on put voir que la réunion avait été complète, sauf sur l'espace occupé par le drain.

La malade, lorsqu'elle a été débarrassée de son pansement, a accusé une très grande difficulté pour écarter les mâchoires ; mais il a été facile, avec l'ouvre-bouche de Larrey, d'obtenir un écartement très suffisant pour l'introduction des aliments solides et la mastication. Lorsque l'ouverture est arrivée à deux travers de doigt de dimension, la malade s'est déclarée satisfaite et n'a plus voulu subir l'action de l'écarteur, cet instrument produisant une vive douleur au niveau du masséter du côté droit.

Le 15 décembre, la malade a demandé son exéat; elle ne souffrait plus du tout de la langue. Nous nous étions assuré, par des expériences réitérées, que les sensibilités tactile et gustative avaient complètement disparu au niveau des deux tiers antérieurs de la portion droite de cet organe, tandis qu'elles demeuraient intactes dans toute la moitié gauche et le tiers postérieur droit.

Nous avons, de plus, constaté un phénomène auquel nous ne nous attendions pas : le côté droit de la lèvre inférieure était absolument insensible. Il est infiniment probable qu'avec la couronne de trépan j'avais, sans m'en douter, divisé le nerf dentaire inférieur.

La malade rentre à l'hôpital le 22 juin 1893.

État actuel. — Les traces de la première opération persistent sous forme de cicatrice en croissant, siégeant au niveau de l'angle du maxillaire inférieur. D'une longueur de 4 centimètres environ, cette cicatrice est faiblement adhérente aux parties profondes.

L'amplitude des mouvements de la mâchoire est diminué. L'écartement maximum atteint 3 centimètres environ.

La sensibilité est très notablement diminuée sur la lèvre inférieure, sur les gencives et sur les deux tiers antérieurs de la langue du côté droit. La sensibilité gustative a complètement disparu sur les deux tiers antérieurs de la moitié droite de la langue. Le tiers postérieur s'explore très difficilement, étant donné le peu d'écartement des maxillaires.

Après avoir été complètement débarrassée de sa névralgie pendant dix mois, la malade a vu réapparaître ses douleurs au mois d'août dernier. Peu intenses d'abord, et lui laissant des intervalles de repos de deux et trois mois, les accès sont allés en se multipliant, et ils ont fini par devenir presque continus comme avant l'opération.

Actuellement, la malade accuse des douleurs continues, paraissant siéger sur le trajet du nerf sous-orbitaire. Elles partent du milieu de la branche montante du maxillaire, gagnent l'aile du nez et de là remontent vers l'œil. Un second foyer siège dans la bouche, il semble à la malade qu'elle a une épingle enfoncée dans la voûte palatine, du côté droit, au niveau du tiers moyen.

Les paroxysmes reparaissent fréquemment, mais à intervalles irréguliers. Le moindre mouvement, un simple courant d'air, l'acte de la parole et surtout la mastication suffisent pour les rappeler. Aussi, depuis quelque temps, la malade ne se nourrit-elle que d'aliments liquides. A l'état de calme, les pressions fortes ou faibles sur les régions atteintes, ou au niveau des points d'émergence des nerfs, ramènent la douleur; elles l'exagèrent pendant les paroxysmes, surtout quand elles portent sur les dents molaires supérieures droites.

Pendant les accès, la malade pleure et se lamente, tenant sa tête à deux mains et évitant le moindre mouvement, de peur d'augmenter l'intensité de la crise.

La névralgie paraissant siéger sur les nerfs palatins et sous-orbitaire droits, M. Dubrueil se décide à pratiquer sur la malade la résection du nerf maxillaire supérieur, au niveau du trou grand-rond, par le procédé de Lössen-Brown, modifié.

4 juillet 1893. — Après un rasage et un lavage antiseptique de la région, la malade est anesthésiée à l'éther. Le côté gauche de la tête étant fortement assujetti sur un coussin, M. Dubrueil pratique, à l'exemple de M. Chalot, une incision commençant à 1 centimètre en avant du trajet et suivant le bord supérieur de l'apophyse zygomatique dans toute son étendue.

A sa partie antérieure, cette incision se recourbe et descend en longeant le bord antérieur du masséter sur une longueur de 4 centimètres. Le lambeau, comprenant la peau et le tissu cellulaire souscutané, est récliné en bas et en arrière, et l'aponévrose temporale désinsérée au moyen de la rugine.

On pince, chemin faisant, quelques vaisseaux artériels et veineux sans importance. L'apophyse zygomatique est alors sectionnée dans sa partie antérieure, obliquement de bas en haut et d'arrière en avant. Libre de ses adhérences en avant, cette apophyse est saisie avec un davier, fracturée et renversée en arrière, mettant à découvert de nombreux lobules graisseux qui sont enlevés avec la pince jusqu'à ce qu'on aperçoive distinctement le bord externe de la fente sphénoïdale. Un crochet à strabisme est alors glissé dans le fond de la plaie, et M. le professeur Dubrueil s'efforce de ramener le nerf pour le réséquer. Par suite de la défectuosité de l'éclairage et de l'écoulement sanguin qui, bien que peu considérable, masque cependant un peu les parties, le maxillaire supérieur est rompu pendant ces manœuvres.

Voulant acquérir la certitude de la division du nerf, M. Dubrueil se décide à aller le rechercher au niveau du trou sous-orbitaire. Le nerf, saisi à ce niveau et tiré avec une pince, vient facilement; il est alors réséqué au niveau de la plaie, du côté de la périphérie. La longueur du segment enlevé atteignait environ 4 centimètres.

L'apophyse zygomatique est alors rabattue et les deux fragments réunis au moyen d'un point de suture osseux au catgut. Les plaies cutanées sont suturées au crin de Florence et drainées. Pansement antiseptique.

Rien à noter pendant l'opération. L'hémorragie a été très peu considérable et n'a nécessité la ligature d'aucun vaisseau important(1).

Observation XVII

(PANAS. — *Archives générales de médecine*, 1873)

Névralgie du nerf buccal droit. — Section de ce nerf par la voie buccale. Guérison

D... (Alexandrine), âgée de soixante-trois ans, journalière, entre le 3 novembre 1873, à l'hôpital, salle Cainte-Marthe.

Tempérament sec, bonne santé habituelle, ni antécédents héréditaires, ni maladies antérieures. Mariée, elle a eu six enfants. Début de la névralgie, il y a douze ans environ ; les douleurs survenaient à cinq ou six reprises dans la même journée pour disparaître ensuite pendant trois ou quatre mois. Il y a six ans, on lui a enlevé successivement les trois dernières molaires supérieures droites. Ces avulsions n'amenèrent aucun soulagement. Depuis ce temps, les accès ont été en se rapprochant et depuis trois mois ils ont augmenté d'une façon inquiétante, privant la malade de repos et le contraignant à restreindre son alimentation pour éviter les souffrances causées par la mastication. Cette femme a déjà subi divers traitement médicaux.

A son entrée à l'hôpital, la malade apparaît pâle, amaigrie, le teint légèrement cachectique. Elle dit que, pour éviter la douleur, elle en est réduite, depuis plusieurs mois, à se nourrir de soupe et de pain trempé dans du vin. Les gencives sont grisâtres, les dents sensibles à la pression; la langue offre habituellement un enduit jaunâtre et l'haleine une certaine fétidité. Les douleurs apparaissent à des intervalles indéterminées, parfois très rapprochés. On peut d'ailleurs les réveiller à volonté par les mouvements de mastication. Elles présentent les caractères suivants : un élancement douloureux part d'un point situé au devant de l'oreille droite, se dirige en avant, traverse la joue, se fait sentir au niveau des gencives et dans le bord droit de la langue, puis remonte dans la région sus-orbitaire et quelquefois même jusqu'au point d'émergence du nerf sus-orbitaire. L'irradiation douloureuse

(1) Il nous est impossible de fournir ici les résultats, l'opération ayant été pratiquée le jour de l'impression de ce travail.

n'est pas toujours aussi étendue ; mais, d'une façon générale , c'est là sa direction, indiquée avec beaucoup de précision par la malade. Elle se montre, tantôt sous forme d'élancements, par exemple quand la malade ouvre la bouche, tantôt sous forme d'une douleur continue. Elle donne lieu à des sensations diverses, par exemple à celui d'un fil qui enserrerait fortement les gencives et le côté droit de la langue. La sensibilité paraît intacte, sauf un léger point d'hyperesthésie au niveau de la joue. La pression est douloureuse : 1° en un point situé au niveau du lobule de l'oreille ; 2° sur un point situé immédiatement en avant du rebord de la branche montante du maxillaire inférieur ; 3° dans la bouche, la malade indique elle-même un point très sensible, situé à droite sur la paroi de la joue, au niveau des deux dernières molaires de ce côté. C'est là que se trouve le point le plus douloureux. De plus, on trouve une certaine sensibilité à la pression, au niveau de l'émergence du nerf sous-orbitaire. Rien de semblable pour le nerf sus-orbitaire.

Depuis son entrée, on a recours chaque jour à des injections de morphine qui amènent un notable soulagement, sans supprimer pourtant les accès.

Le samedi 15 novembre 1873, on résèque le nerf du buccal par la voie buccale. Dans la journée qui suit, la malade a ressenti une assez vive douleur du côté opéré, mais rien qui ressemble aux élancements névralgiques d'auparavant. La bouche est chaude et sensible au contact des aliments : la petite plaie buccale a bon aspect. La douleur de tête de la veille persiste encore. On prescrit un gargarisme au borax. La malade refuse encore les aliments solides, bien que la mastication ne réveille plus de crises névralgiques. Elle accuse d'ailleurs un bien-être très notable.

La malade quitte l'hôpital sur sa demande, le 23 novembre. Au moment de son départ, on constate : 1° qu'à partir du moment de l'opération elle n'a plus ressentie de douleurs rappelant celles qu'elle éprouvait avant ; 2° que la sensibilité à la piqûre paraît intacte à la face externe de la joue sur le trajet du nerf malade ; cependant l'expérience de deux pointes, juxtaposées sur la peau à une petite distance l'une de l'autre, montre que la sensation produite ne devient perceptible que quand l'écartement atteint 4 centimètres. En somme, la sensation de la bouche n'est que faiblement émoussée. Au dedans de la bouche, on voit que la muqueuse est sensible à la piqûre du côté droit (côté malade), mais notablement moins que du côté sain.

La malade a été revue quatre mois après ; la guérison persistait.

Observation XVIII

(RÉSUMÉE)

(ZUCKERKANDL. — *Wiener klinische Wochen.*, 1888, n° 16. — *Revue des sciences médicales*, 1889.)

Résection du nerf buccal

X..., femme, soixante-six ans, entre le 8 mars à l'hôpital, pour une névralgie de la moitié droite de la face, durant depuis cinq ans. La malade ne peut préciser exactement le siège des douleurs, mais elle accuse une sensibilité vive à la pression du trou sous-orbitaire. Les divers traitements, injections sous-cutanées, d'antipyrine entre autres ayant échoué, on pratique le 20 mars pendant le sommeil chloroformique la section du sous-orbitaire à son point d'émergence. Le résultat curatif fut nul. La malade, qui avait quitté l'hôpital, y rentra le 19 avril, se plaignant de douleurs continues entre l'angle de la bouche et le bord du masséter droit ; elle indique qu'au moment des crises, il se produit un peu d'élévation de l'angle buccal et que la douleur siège plutôt dans la partie interne des joues, c'est-à-dire vers la muqueuse. La résection du buccinateur est alors proposée et pratiquée par la voie cutanée ; le nerf buccal est facilement mis à découvert et réséqué sur une étendue de deux centimètres. L'opération fut terminée sans grande hémorragie. La profondeur à laquelle l'opération fut pratiquée fut moindre qu'on eût pu le croire d'après les descriptions anatomiques. La plaie fut suturée après qu'un drain eut été placé au plus profond de la loge, et recouverte du pansement usité dans la clinique d'Albert (gaze sublimée et ouate de bois).

Les suites opératoires furent des plus simples ; on ne voyait plus dix jours après qu'une cicatrice linéaire, mais les crises névralgiques persistèrent pendant quelque temps ; c'est seulement au bout d'un mois qu'elles disparurent complètement.

OBSERVATIONS D'ÉLONGATION

Observation Première

(CRÉDÉ. — *Berlin. klinisch. Wochenschrift*, 1881)

Névralgie rebelle du trijumeau. — Élongation et section du nerf au niveau
du trou ovale. — Guérison.

X..., femme, souffre, depuis neuf ans, d'une névralgie faciale qui a
résisté à tous les traitements. Crédé lui fit subir en 1880 la section et
l'extension combinées de la troisième branche du trijumeau au niveau
du trou ovale. Il s'aida pendant cette opération, pour se donner un
peu de jour, de la luxation de la mâchoire en avant. L'isolement du
nerf en même temps que son extension centripète furent accomplis
au moyen d'un crochet mousse, immédiatement en avant et à côté de
l'artère méningée moyenne.

Pendant l'extension, le pouls s'arrêta subitement et reprit au bout
d'un instant. Enfin Crédé pratiqua la section du nerf, renonçant à le
réséquer à cause des filets moteurs qu'il contient. La guérison de
cette opération se fit sans fièvre; dès le troisième jour, la conductibilité du nerf était revenue, sans qu'il y eût reproduction des douleurs.
Le nerf, mis à nu, ne présentait d'ailleurs aucune altération exté-
rieure.

L'ouverture de la mâchoire est à peu près normale.

Observation II

(Docteur LONGUET, chirurgien en chef de l'hôtel-Dieu de Bourges,
in *Bulletin et Mémoires de la Société de chirurgie*, 1883.)

Névralgie et tic douloureux de la face. — Élongation du nerf dentaire inférieur
par la voie buccale. — Disparition des douleurs pendant un mois et demi. —
Récidive.

X..., quarante et un ans, cordier, entre à l'hôtel-Dieu de Bourges,
le 16 juin 1882. Il est atteint depuis quatre ans d'une névralgie atroce

du nerf dentaire inférieur droit avec tic douloureux ; toutes les médications ont échoué jusqu'ici contre cette affection ; survenue lentement, elle n'a fait que progresser avec le temps.

Les crises névralgiques épileptiformes partent de la gencive au niveau de la première petite molaire droite. De là, les douleurs s'irradient : en arrière jusqu'à l'angle de la mâchoire ; en dehors, sur la portion droite du plancher de la bouche et du menton. Elles sont réveillées par la mastication, la parole et surtout par la toux ou un violent effort d'expiration. La nuit, elles surviennent spontanément, d'où privation de sommeil. Ces crises atroces durent de quinze à trente minutes ; le patient se tord et hurle véritablement sous la douleur. Pendant ce temps, l'aile du nez et la commissure labiale droite sont agitées de contractions cloniques.

M. Longuet pratiqua l'élongation du dentaire inférieur droit à son entrée dans le canal, par la voie buccale.

Arrivé sur le nerf, il glisse l'index au fond de la plaie et charge le cordon vasculo-nerveux sur l'extrémité d'une paire de ciseaux courbes dont la concavité est tournée en dedans. Dans cette position, le nerf était senti très aisément ; on a même pu percevoir les battements de l'artère qui s'y trouve accolée.

« Agissant sur les anneaux des ciseaux comme sur un bras de levier, et leur faisant décrire un mouvement horizontal de dedans en dehors, j'arrive à exercer sur le nerf une traction que je puis rendre aussi énergique que je le désire.

» Après avoir répété plusieurs fois et avec la plus grande puissance l'élongation du nerf, je retire mes ciseaux et le malade me déclare qu'il ne souffre plus ; il parle, il tousse, il crache et ne ressent plus aucune douleur. »

La sensibilité cutanée du menton et de la joue persiste, mais la muqueuse des gencives, du plancher buccal et de la face interne des lèvres à droite est sensiblement anesthésiée.

L'opération, faite sans anesthésie, ne dura que vingt minutes ; les suites furent des plus simples.

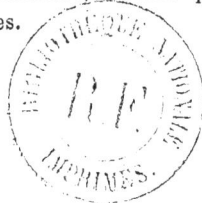

Observation III

(RÉSUMÉE)

(D' MOUCHET. — *Bullet. Société de chirurgie*, 1883)

Névralgie rebelle du trijumeau avec tic douloureux. — Élongation du nerf
dentaire inférieur droit. — Guérison.

Mme S....., trente-huit ans, bonne santé habituelle, tempérament
nerveux.

Il y a douze ans, elle a été atteinte pour la première fois de douleurs dans le côté droit de la face, douleurs qu'elle attribua au séjour dans une maison froide et humide. Peu intense d'abord, la névralgie ne tarda pas à augmenter. Elle fut traitée de différentes ma-
nières sans résultat.

Dans ces dernières années, les douleurs prirent une telle intensité
qu'il fut nécessaire de recourir pendant plusieurs mois aux injections de morphine, à des doses progressivement croissantes. Tout fut
essayé, sulfate de quinine, bromure de potassium, chloral, aconitine,
révulsifs, etc.

L'état actuel de la malade est le suivant : la névralgie revient par
périodes, il est rare qu'un mois se passe sans crise douloureuse ; il
n'y a cependant aucun rapport entre l'apparition des règles et le retour des crises.

La période douloureuse dure un temps variable, de trois à cinq ou
six semaines, quelquefois trois mois.

La névralgie se manifeste sous forme de crises revenant toutes les
deux ou trois minutes, et d'une à deux minutes de durée. Les nuits
se passent sans sommeil ; la malade ne peut prendre aucun aliment.
Les douleurs se produisent spontanément, mais souvent elles sont
provoquées par un mouvement, un effort pour avaler, un bruit quelconque, une personne qui parle près d'elle, une impression trop vive
de la lumière.

Les douleurs occupent le trajet du nerf dentaire inférieur et s'é-
tendent à tout le trijumeau ; la partie droite du crâne, du nez, de la
langue est le siège de crises extrêmement pénibles. L'accès paraît
débuter par une sensation très douloureuse à l'expansion du dentaire
vers le trou mentonnier ; de là, la douleur se propage dans tout le

nerf, principalement vers sa partie supérieure. C'est à ce moment que se produit la contracture du buccinato-labial, caractérisée par la déviation de la commissure en dehors et en arrière.

Pas de troubles de la vue ; la peau est le siège, dans l'état de névralgie, d'une très grande hyperesthésie. En dehors des crises, il n'y a pas d'anesthésie cutanée.

A la mâchoire inférieure, du côté droit, il ne reste plus que trois dents qui paraissent saines ; la malade s'est fait arracher les autres, espérant que leur extraction pourrait la soulager.

La malade, très intelligente et traduisant parfaitement ce qu'elle éprouve, est décidée à tout pour ne plus souffrir ; elle nous assure même que, lorsqu'elle est en proie à ses cruelles douleurs, elle attenterait à ses jours, si elle n'avait l'espoir qu'une opération pût la soulager.

On lui a parlé autrefois de résection des nerfs douloureux sans trop l'engager à l'opération. Aujourd'hui elle la réclame avec instance.

L'opération est exécutée le 24 février, de la façon suivante : la malade anesthésiée, on pratique deux incisions : l'une sur la branche montante du maxillaire, à 1 centimètre du bord postérieur de l'os, l'autre sur la branche horizontale. Les deux incisions se réunissent par leur extrémité, de façon à former un angle ouvert en avant.

Les tissus sont divisés jusqu'au périoste, le masséter, coupé vers ses insertions au maxillaire, est relevé en haut et en avant.

La branche du maxillaire, est alors trépanée à 2 centimètres de l'échancrure sigmoïde ; le nerf dentaire reconnu est attiré au dehors et élongé doucement à environ 1 centimètre de la face externe de l'os.

« A ce moment, la malade pousse un cri et semble souffrir. Le nerf abandonné à lui-même ne se retire pas immédiatement ; je suis obligé de le refouler en arrière du trou osseux avant de procéder au lavage de la plaie et au pansement.

» Espérant que l'élongation suffirait à amener la guérison, je ne passe pas un fil de catgut derrière le nerf pour en pratiquer ultérieurement la résection, comme l'a fait M. Polaillon dans son intéressante observation. »

La plaie est réunie par six fils de soie phéniquée et, au point de jonction des deux incisions, un tube à drainage est introduit à 2 centimètres de profondeur ; pansement de Lister.

La cicatrisation de la plaie, retardée par un peu de suppuration et l'existence d'un érysipèle, n'eut lieu qu'au bout d'un mois.

Deux mois après l'opération, à la suite d'un refroidissement en voyage, un point douloureux revint vers la dernière petite molaire, qui est très mobile. La malade en demande l'extraction, qui est pratiquée, bien qu'il n'existe aucune carie appréciable ; la douleur diminue, mais ne cède complètement qu'après trois injections de morphine en trois jours, à la dose de 1 centigramme seulement.

Aujourd'hui, deux mois après l'ablation de la dernière dent, les douleurs ont disparu, la malade a bon appétit et reprend peu à peu l'embonpoint qu'elle avait autrefois ; elle est très heureuse de ne plus souffrir et se considère comme guérie.

La cicatrice est peu visible, elle n'a qu'une longueur de trois à quatre centimètres au plus et est légèrement déprimée au centre.

Il est bon de noter toutefois que la mâchoire inférieure n'a pas encore recouvré l'étendue de ses mouvements et que la mastication est toujours incomplète.

Cependant, comme cette gêne va en diminuant, tout fait espérer qu'avec le temps elle disparaîtra complètement.

Observation IV

(Marc Sée. — *Société de chirurgie,* 31 mai 1882)

Névralgie du nerf dentaire inférieur. — Élongation

X..., femme de quarante-sept ans, affaiblie par la souffrance, entra il y a quelques mois, à la maison municipale de santé, pour une névralgie siégeant au niveau du rebord alvéolaire du côté gauche, avec irradiation vers l'oreille, la tempe et le côté gauche de la langue. Cette névralgie, qui datait de six ans, était apparue subitement ; elle s'était manifestée d'abord sous forme d'accès intermittents qui revenaient avec violence aux époques menstruelles. Depuis deux ans, les douleurs étaient continuelles et avaient jeté la malade dans un état d'épuisement extrême ; la vie lui était devenue insupportable ; elle réclamait avec instance une opération, quelle qu'elle fût, qui la soulageât. Elle avait employé successivement l'iodure et le bromure de potassium, le sulfate de quinine, l'arsenic, les révulsifs, l'électricité, la morphine en injections hypodermiques, etc., le tout sans résultat.

Après avoir essayé inutilement, pendant quelque temps, les précédents médicaments donnés à haute dose et les courants continus, M. Sée pratiqua l'élongation du nerf d'après la méthode de Sonnanburg. Le nerf fut saisi au moyen d'un crochet et fortement élongé, mais pas assez cependant pour en déterminer la rupture. L'opération fut faite rapidement et ne fit perdre à la malade que quelques gouttes de sang.

Il se manifesta, au bout de quelques jours, une inflammation phlegmoneuse qui nécessita quelques petites incisions. Mais la malade fut, depuis lors, complètement débarrassée de ses douleurs. Au moment où elle sortit de la maison de santé, M. Sée constata l'insensibilité de la moitié gauche du menton et de la lèvre inférieure, ainsi que de la moitié antérieure de la langue ; ce qui prouve que le nerf lingual a subi l'élongation en même temps que le nerf dentaire inférieur.

M. Sée avait préféré, dans ces circonstances, l'élongation à la section, parce que la première met à l'abri de l'hémorragie qui, dans la section, peut être produite par la division de l'artère dentaire inférieure. Depuis trois mois que l'opération a été pratiquée, la névralgie n'a pas reparu.

Observation V

(RÉSUMÉE)

(LANGENBECK. — *In* Thèse de Hessler. Berlin, 1881)

Névralgie du nerf lingual. — Élongation

Michel L..., cordonnier, quarante-sept ans, entre à l'hôpital le 8 janvier 1881, pour une névralgie violente siégeant sur le trajet du nerf lingual droit.

Comme antécédents personnels, le malade accuse une affection fébrile de nature indéterminée, survenue à l'âge de douze ans et ayant duré dix-huit semaines. Depuis cette époque, il n'a jamais été sérieusement malade.

Début de l'affection actuelle, au mois de mars 1880, par un fort frisson, sensation de chaleur et sueur consécutives. Cet état dura avec des alternatives pendant plus d'un mois. Pendant ce temps, commencèrent à se montrer des douleurs lancinantes dans le côté droit

7

de la langue, douleurs plus accusées à la base et offrant la particularité d'être plus violentes à l'état de repos que pendant la mastication ou l'acte de la parole. Peu de temps après, la seule dent que le malade possède sur le côté droit du maxillaire inférieur devient douloureuse ; les douleurs cessent chaque fois qu'on presse fortement sur cette dent. Peu à peu, ces douleurs gagnent par irradiation le côté droit de la face, rayonnent vers la tempe et la pointe de la langue, où elles deviennent permanentes. Enfin, il est encore à noter qu'un point, situé immédiatement en avant du tragus, devient excessivement douloureux pendant la mastication ou l'acte de la parole. Pas d'insomnie.

Le malade, d'une constitution et d'une vigueur normales, n'a jamais présenté la moindre trace d'accidents spécifiques.

Toutes les ressources de la thérapeutique médicale ont été inutilement employés pendant six mois.

A l'examen, la langue n'offre pas de changements notables, sauf du côté droit où elle paraît un peu augmentée de volume ; toute cette partie est hyperesthésiée et présente une violente douleur au contact, même léger, douleur plus intense à la base, au niveau du pilier antérieur du voile du palais. La pression sur un point situé au-devant du tragus, un peu au-dessus de l'articulation temporo-maxillaire, ainsi qu'au bord inférieur du maxillaire, donne lieu à des douleurs qui s'irradient à la pointe de la langue. La pression sur le corps du maxillaire ou sur la branche montante ne donne lieu à aucun phénomène douloureux.

En présence de ces symptômes faisant croire à une névralgie du nerf lingual, et vu l'inefficacité de tous les moyens thérapeutiques employés, Langenbeck se décide à pratiquer l'élongation du nerf.

Après avoir découvert le nerf au moyen du procédé intra-buccal, ce chirurgien l'isole du tissu cellulaire ambiant, et l'étire au moyen d'une sonde cannelée, de façon à ce qu'il gagne beaucoup en longueur.

Immédiatement après l'opération, on constate une anesthésie complète de la moitié droite de la langue.

22 janvier. — L'anesthésie de la moitié droite de la langue persiste toujours. Les douleurs névralgiques ont cessé ; la pression, même forte sur le point mentonnier, ne donne lieu à aucun phénomène douloureux. La plaie buccale est à peine perceptible.

24. — L'anesthésie commence à disparaître, les piqûres profondes sont seules perçues, les piqûres superficielles restent sans effet. Le

point de ponction de la langue pour le passage du fil, est un peu tuméfié et douloureux. Plus de traces de la névralgie.

Le malade quitte l'hôpital le 26 janvier.

D'après une lettre du 15 février, il a pu reprendre ses occupations, les douleurs à la langue et au tragus n'ont pas reparu.

19 mars. — La guérison persiste, à la grande satisfaction du malade.

Observation VI

(Le Dentu. — Observation recueillie par M. Auvard, interne. *Bullet. Société de chirurgie,* 1881.)

Tic douloureux du côté gauche de la face et de la ;langue datant de cinq ans. Elongation du nerf lingual. — Cessation des phénomènes douloureux.

X..., femme, réglée à quinze ans, a eu huit enfants et a fait deux fausses-couches ; le dernier enfant est venu au monde il y a vingt-cinq ans. Ménopause à cinquante-sept ans.

Elle n'a jamais présenté de trace d'accidents syphilitiques ou scrofulo-tuberculeux. Comme antécédents pathologiques, on ne trouve dans son histoire que deux atteintes d'eczéma aux jambes, pour lesquelles elle a été traitée à l'hôpital St-Louis. Elle présente encore à la jambe gauche une plaque d'eczéma. Elle accuse aussi quelques douleurs rhumatismales assez vagues, marquées surtout au niveau des lombes, et qui, à 3 ou 4 reprises, l'auraient obligée de garder le lit.

Il y a actuellement cinq ans qu'elle a été prise des douleurs pour lesquelles elle vient se faire soigner. Au début, ces douleurs étaient localisées à la tempe gauche. Elles se présentaient sous forme de crises qui duraient deux ou trois jours ; à la suite de ces crises, il y avait des périodes de calme qui pouvaient aller jusqu'à deux ou trois mois. Pendant les crises, les douleurs se présentaient sous forme d'élancements. Elles ont conservé à peu près la même intensité depuis leur début jusqu'au mois de juin dernier. Depuis le mois de juin, elles sont devenues beaucoup plus fortes, presque continuelles. La malade a fait un séjour à St-Antoine, dans le service de M. Dujardin-Beaumetz, où elle a été soumise à différentes médications, qui n'ont eu bu'une faible action sur sa maladie ; seules, les injections de morphine donnaient un soulagement un peu durable.

Le Dr Dujardin-Beaumetz, voyant l'inefficacité des traitements médicaux, pensa qu'il y avait lieu d'intervenir chirurgicalement, et c'est dans ce but qu'il nous adressa la malade, qui fut admise dans notre salle, le 13 octobre 1881.

A l'entrée de la malade, nous constatons : douleurs très vives, sous forme d'élancements occupant toute la région temporale gauche ; le conduit auditif externe du même côté est très douloureux. La moitié gauche de la langue et les lèvres, dans la plus grande partie de leur étendue, mais avec prédominance à gauche, sont douloureuses spontanément et à la pression.

La malade éprouve presque continuellement des élancements qui occupent la région mentonnière. Tout bruit un peu intense, les mouvements de mastication, de déglutition, exagèrent beaucoup les accès douloureux. Le sommeil pendant la nuit est à peu près impossible.

Par la pression au niveau de l'émergence des différentes branches du trijumeau, il est impossible de déterminer un point douloureux ; on ne trouve pas les points caractéristiques de la névralgie de la cinquième paire. La vue est affaiblie du côté gauche, on ne note aucune autre altération spéciale de l'œil. La région temporale du côté atteint est, dans la plus grande partie de son étendue, le siège d'un eczéma peu intense.

Depuis le jour de son entrée jusqu'au jour de l'opération, on a administré 3 à 6 grammes de chloral par la voie rectale. Grâce à cette médication, on a pu rendre un peu de calme à la malade et affaiblir les accès qui étaient loin cependant de céder complètement à l'influence de l'agent anesthésique.

En présence de l'inefficacité de tous les moyens médicaux employés, nous nous décidons à faire l'étirement du nerf lingual gauche.

Le nerf, après avoir été découvert au moyen d'une incision intrabuccale, est soulevé perpendiculairement au plancher de la bouche, à une hauteur d'un bon centimètre, au moyen d'une sonde cannelée à bout recourbé. Il est ensuite abandonné à lui-même ; au lieu de reprendre sa place primitive, il reste flasque entre les lèvres de l'incision ; on le fait alors rentrer et on applique une suture sur les deux bords de la plaie, de manière à préserver le nerf des différents froissements auxquels il aurait exposé été sans cette précaution.

Pendant la journée qui suit l'opération, on observe peu de modifications des douleurs ; on donne dans la soirée à la malade un lavement de 3 grammes d'hydrate de chloral.

22 octobre. — La malade a été soulagée par le lavement de chloral qu'on lui a fait prendre dans la soirée ; mais l'opération ne sembla avoir amené aucune modification dans la topographie ou l'intensité de la douleur. On donna à la malade un nouveau lavement de chloral.

23. — Même état, même traitement.

24. — Les douleurs dans la région temporale diminuent. Quand la malade reste parfaitement tranquille au lit, sans excitation aucune, elle n'éprouve plus d'élancements ; mais, aussitôt qu'elle parle ou qu'elle essaie de manger, les accès douloureux reparaissent comme par le passé, pour cesser après quelques instants.

26. — L'amélioration s'accentue, on cesse la médication chloralée.

27. — L'amélioration augmente, malgré la cessation du chloral. Les élancements, les accès douloureux ont disparu. La malade n'éprouve plus que des douleurs vagues, continues, au niveau de la joue gauche et du côté gauche de la langue, ce qui peut être dû à une légère réaction inflammatoire dans la plaie buccale. La déglutition est devenue assez facile, la malade commence à manger sans craindre les douleurs affreuses que provoquait autrefois la déglutition.

On ne note aucune modification du côté de l'œil gauche ; la vue y reste simplement affaiblie comme avant l'opération.

3 novembre. — On enlève la suture qui avait été placée sur la plaie; la cicatrisation est à peu près complète.

9. — La malade continue à aller parfaitement. Les douleurs de la joue ont complètement disparu, de sorte que la guérison est parfaite. La guérison s'était maintenue entière au mois de janvier 1882.

CHAPITRE V

RÉSULTATS

Si l'on s'en tenait aux effets immédiats des résections ou des élongations, on pourrait croire, ainsi qu'on l'a dit au début, que ces opérations réalisent un immense progrès dans la thérapeutique chirurgicale. Néanmoins certains des phénomènes observés, dès la naissance de cette méthode, étaient de nature à prémunir déjà les chirurgiens contre un enthousiasme irréfléchi et à leur faire entrevoir qu'il fallait attendre avant de se prononcer, le temps seul pouvant se charger d'établir définitivement la valeur de ces opérations.

Les résultats fournis par ces deux méthodes varient suivant l'époque à laquelle on les considère.

Pendant les premiers jours, on ne trouve guère que des succès; la plupart des malades, une fois l'opération terminée, ont pu se croire débarrassés à tout jamais de leurs souffrances.

Quelques-uns, seulement, n'ont retiré aucun bénéfice de l'opération. Dans le premier cas (observ. 80), il s'agit d'un malade de Michel, qui n'obtint de deux résections successives du lingual et du buccal qu'une amélioration de quatre jours après la première opération, de trois jours après la seconde. Une troisième intervention fut pratiquée sur le dentaire inférieur, le résultat n'en est pas connu.

Dans un second cas (observ. 81), le chirurgien, trompé par les symptômes, n'avait pas réséqué le nerf malade. Il s'agissait d'un homme de trente et un ans qui souffrait de douleurs névralgiques dont le point de départ semblait être dans quelques dents de la mâchoire inférieure et le siège sur le trajet du nerf dentaire inférieur. « L'opération à peine finie, la névralgie reparut avec sa forme et sa violence accoutumées. » Elle diminua pourtant un peu au bout de quelques jours, mais sans disparaître. Deux mois après, Inzani pratiqua à ce malade la section du lingual, « tous les accidents disparurent. » Le véritable siège du mal, d'après l'auteur, se trouvait dans les filets du lingual qui vont ramper entre la muqueuse et le maxillaire.

Roux n'obtint (observat. 87), par une résection du dentaire inférieur, qu'un soulagement incomplet de huit jours. Le même malade avait déjà subi deux résections du dentaire et du sous-orbitaire qui lui avaient procuré une amélioration de huit jours et de six mois.

Le quatrième cas (observat. 98) est celui d'un malade de Michel, qui, après avoir subi sans autre bénéfice qu'un soulagement incomplet de sept jours la résection du sus-orbitaire, du sous-orbitaire et de l'anastomose du dentaire antérieur avec le dentaire postérieur, se laissa exciser le nerf buccal et n'en retira aucun bénéfice. Le neuvième jour, la douleur changea brusquement de côté et se transporta sur l'autre joue. L'histoire des névralgies est pleine de ces bizarreries qui aident à comprendre pourquoi les chirurgiens ont si souvent des insuccès.

Nélaton paraît aussi avoir eu quelques insuccès immédiats, car il dit, sans plus de détails : « Presque toujours (donc pas toujours) j'ai vu survenir des rémissions pendant un certain temps. »

A part ces cas exceptionnels, les malades, même lorsqu'il

s'agit de névralgies invétérées nécessitant des opérations successives, retirent toujours un certain bénéfice de l'opération,
et se voient délivrés de leurs souffrances pour une période de
temps variant de quelques semaines à plusieurs années.

Le soulagement après la névrectomie ou l'élongation n'est
pas toujours instantané, ainsi qu'on pourrait le supposer à
priori, ce n'est souvent qu'au bout de quelque temps que les
douleurs diminuent peu à peu ou disparaissent brusquement.

Ce fut le cas des malades de Savory (observat. 14) et de
Nicoladoni (observat. 29) : chez le premier, quelques tiraillements se firent sentir pendant trois ou quatre jours ; chez le
second, les douleurs persistèrent pendant trois jours, puis
disparurent.

Schœnborn (observ. 32) vit chez son opéré les douleurs ne
disparaître qu'au bout de cinq jours, mais elles étaient plus
supportables. Il en fut de même chez un malade de M. Tillaux
(observ. 33).

Les deux malades de Sédillot présentèrent les mêmes phénomènes. Le premier (observ. 37), pendant les deux premiers
jours qui suivirent l'opération, n'éprouva aucun soulagement.
Peu à peu, les crises devinrent moins fréquentes e tmoins pénibles, et cessèrent le dixième jour ; le second ressentit de
vives douleurs pendant les quatre premiers jours : cet état
de choses avait du reste, au dire du docteur Cochu, qui rapporte le fait, été prévu et prédit par l'opérateur, qui l'attribua
à l'excitation déterminée par le traumatisme.

Le docteur Pontoire (observ. 39) rapporte que chez son malade les douleurs diminuèrent graduellement mais ne cessèrent qu'après la guérison de l'inflammation traumatique des
parties.

Wagner (observ. 41 et 42), Stelzner (observ. 71), Demons
(observ. 91 et 92, Denucé (observ. 93), Monod, Zuckerkandl,
Salzmann (observ. 97, 99 et 100), signalent des faits analogues.

Comme on le voit, ces faits, sans être aussi fréquents que les soulagements immédiats, sont loin d'être rares, mais n'entraînent aucune conséquence fâcheuse, et lorsqu'après une opération on voit son malade continuer à souffrir et par là même à se désespérer, on est autorisé à le rassurer et à lui promettre une guérison très prochaine. Ces douleurs, en effet, sont très rarement le signe avant-coureur d'une récidive.

Dans d'autres cas, le malade, soulagé par l'opération, s'aperçoit au bout de quelques jours que les douleurs reparaissent soit sur le nerf primitivement atteint, soit sur les branches nerveuses voisines. Quoique ces cas soient plus sérieux que les précédents, il ne faut néanmoins pas se désespérer et trop se presser d'intervenir à nouveau, par crainte d'une récidive. Souvent les douleurs sont moins fortes, et, lors même qu'elles sont aussi intenses qu'avant l'opération, ce n'est pas une raison pour croire qu'elles ne disparaîtront pas spontanément.

Bon nombre de faits sont là pour le prouver.

Roux (observ. 36, Résection du dentaire). — Dans le cours de la cicatrisation, quelques douleurs se montrèrent passagèrement sur les divisions des nerfs sus-orbitaire et auriculo-temporal.

Roux (observ. 60). — A la suite d'une résection du sous-orbitaire et du mentonnier, cessation de la douleur qui, au bout de quelque temps, revient pendant quelques jours sur les branches naso-palatines, auriculo-temporale et buccale, pour cesser complètement au bout de six jours.

Nélaton (observ. 6). — Résection simultanée du sus-orbitaire, du sous-orbitaire et du buccal. Les troisième et quatrième jours, douleurs vers les parties supérieures de la face, puis repos complet pendant trois mois.

Michel (observ. 77). — Pendant les jours qui suivirent l'opération, quelques crises névralgiques se montrèrent, puis disparurent bientôt.

Chez un malade de Tripier (observ. 90), une crise très vio·
lente survint le quatrième jour et ne reparut plus.

L'opéré de Roux (observ. 95) présenta des accès intenses
trois ou quatre jours après l'opération. Ils disparurent rapidement. Il en fut de même dans le cas de M. Jeannel; les
douleurs qui avaient reparu quarante-huit heures après l'opé·
ration cessèrent peu à peu.

Ces retours de la douleur qui surviennent après l'opération
n'ont rien d'étonnant dans les névralgies des nerfs qui ont
un grand nombre de branches, comme le trijumeau par exemple ; la douleur voyage sur chacune des branches nerveuses,
et, quelque localisée qu'elle paraisse, on trouve, dans un très
grand nombre d'observations, qu'à un moment donné elle a
présenté des signes de généralisation, de même qu'après l'o-
pération on la voit retentir sur des rameaux jusque-là indemnes. Aussi ne peut-on jamais se croire, avec certitude, à l'abri
de nouvelles manifestations, même en excisant du premier
coup toutes les branches qui paraissent être le siège du mal.
C'est ce qui est arrivé dans un certain nombre de cas : dans
les observations de Nélaton et de Lanelongue, par exemple.
Le premier de ces malades, qui avait subi la résection simultanée des mentonnier, sus-orbitaire et buccal, vit la douleur
chassée de son siège primitif revenir vers le front. Le second,
après une opération ayant porté sur les sus-orbitaire, sous-
orbitaire, maxillaire supérieur dans la fosse ptérygo-maxillaire
et dentaire inférieur, éprouva au bout de cinq jours une simple amélioration de ses douleurs.

Il n'en est pas moins vrai que les douleurs disparaissent
le plus souvent soit spontanément, soit sous l'influence des
médicaments anesthésiques qui n'avaient aucune efficacité
avant l'opération. Malheureusement il est arrivé dans un certain nombre de cas que ces accès, survenant quelques jours
après l'acte opératoire, étaient les avant-coureurs d'une récidive.

Les effets immédiats de l'élongation sont absolument semblables à ceux de la résection. Avec la première méthode, cependant, les douleurs semblent disparaître moins brusquement; souvent (obs. 7, 8, 13, 17, 18, Élongations) le soulagement progressif n'aboutit qu'au bout de quelques jours à une guérison complète. C'est là un fait facile à comprendre, si l'on considère que l'élongation modérée amène une simple dimunition et non la suppression complète de la conductibilité nerveuse.

Il résulte de cet exposé sommaire que les résultats immédiats des résections et des élongations leur sont très favorables. Ces résultats si brillants des premiers jours se maintiennent-ils longtemps? Combien de ces malades, qui ont vu avec bonheur disparaître leurs souffrances après l'opération, en sont-ils définitivement délivrés?

Pour qu'on puisse se faire une idée aussi nette que possible de la question, nous avons cru utile de donner, sous forme de tableaux de lecture facile, un résumé des observations que nous avons pu trouver dans les auteurs.

Suivant l'exemple de Létiévant, nous avons divisé tous ces cas en trois catégories :

1° Mononévrectomies ayant porté sur le tronc du maxillaire inférieur ou ses branches ;

2° Polynévrectomies simultanées ;

3° Polynévrectomies successives.

Un quatrième tableau est consacré aux observations d'élongation.

Mononévrectomies

Numéros	NOMS D'AUTEURS	INDICATIONS bibliographiques	SEXE et AGE	SIÈGE DE LA NÉVRALGIE	DURÉE DE LA NÉVRALGIE	NATURE DE L'OPÉRATION	RÉSULTATS IMMÉDIATS	RÉSULTATS DÉFINITIFS
1	Pancoast	Philad. med. Times, 1872.	H 72 ans	Névralgie du trijumeau.	7 ans	Résection du maxillaire inférieur au niveau du trou ovale.	"	Trois jours après l'opération, la guérison est complète.
2	Weir-Mitchell	Lagrange, pag. 100.	"	Névralgie faciale rebelle.	5 ans	Résection du maxillaire inférieur.	Soulagement immédiat.	La guérison se maintient neuf mois après.
3	Albert	Wiener med. Presse, 1885.	H 55 a.	Névralgie du maxillaire inférieur.	"	Résection de la 3e branche du trijumeau.	"	Guérison (sans désignation de temps).
4	Id.	Ibid.	F 40 a.	Id.	»	Id.	"	Guérison.
5	Id.	Ibid.	F 70 a.	Id.	"	Id.	"	Guérison à la sortie de l'hôpital.
6	Id.	Ibid.	H 50 ans	Deuxième et troisième branches du trijumeau.	"	Résection dans la même séance des nerfs maxillaires supérieur et inférieur au niveau du trou rond et du trou ovale.	"	Guérison complète.
7	Id.	Ibid.	H 60 a.	Nerf maxillaire inférieur.	"	Résection du nerf douloureux au niveau du trou ovale.	"	Mort de bronchite, trois jours après l'opération.
8	Horsley	British med. J., 12 déc. 1891.	H 61 ans	Troisième division du trijumeau et nerf sus-orbitaire.	4 ans	24 août 87. — Excision de la 3e branche du trijumeau.	"	Guérison complète.
9	Nélaton	Cité par Weilleminer. Ballet. Société de chirurgie, 1865.	"	Dentaire inférieur.	»	Résection du nerf à l'entrée du canal.	Soulagement momentané.	Récidive.
10	Boeckel	In thèse de Paucon, Strasb., 1870.	H 50 ans	Dentaire inférieur.	»	Résection du nerf à l'entrée du canal.	Soulagement immédiat.	Après deux ans, pas de récidive, sauf quelques légers tiraillements dans la langue.
11	Moselig-Moorhof	Wiener med. Wochenschrift, 1874.	»	Dentaire inférieur.	Dans	Résection de 1 cent. du nerf à l'entrée du canal par la méthode Paravicini.	Soulagement immédiat.	Guérison persistant au bout de six mois.
12	Seeparovicz	Gazette des hôpitaux, 1875	H 50 ans	Maxillaire inférieur droit.	5 ans	Résection du dentaire inférieur par la voie buccale.	Soulagement immédiat malgré l'existence d'un phlegmon ayant gagné le plus tard cou.	La guérison se maintient six mois et demi plus tard.
13	Letiévant	Observation IV.	H "	Dentaire inférieur; irradiation dans toute la moitié gauche de la face.	12 ans	Section du dentaire par le procédé Michel.	Soulagement immédiat.	Retour, au bout de trois mois, de quelques douleurs qui disparaissent. La guérison persiste depuis six mois.
14	Terrillon	Observation V	F 38 ans	Dentaire inférieur droit.	18 mois	Section du dentaire inférieur par la méthode intra-buccale.	Soulagement immédiat.	Guérison constatée trois mois et demi après l'opération.
15	Parona	Annali universali di medicina, 1877.	F 70 ans	Dentaire inférieur; point principal. Tic douloureux de la face.	très longtemps	Section du dentaire inférieur par la méthode de Paravicini.	Soulagement immédiat.	Guérison (à la sortie de l'hôpital).
16	Delore	Gignoux, communiqué par Nicaise (Société de chirurgie, 1882).	»	Epilepsie larvée; douleurs très vives dans la sphère du maxillaire inférieur.	»	Résection du dentaire à l'entrée du canal. Accidents nerveux pendant l'opération, tenant à l'état du malade.	Soulagement immédiat.	Mort dans le coma, pendant la nuit qui suivit l'intervention.
17	Grant, Francis	The Lancet, 1884.	H 45 ans	Trijumeau dentaire, point principal.	»	Résection du dentaire par la voie buccale.	Soulagement immédiat.	La guérison complète se maintient trois mois et demi après l'opération.
18	Warren	Observation II.	H 70 ans	Nerf dentaire inférieur. Irradiations à toutes les branches du trijumeau	10 ans	Résection de 12mm du nerf par trépanation de la branche montante.	Soulagement immédiat.	Guérison complète le neuvième jour; persiste après vingt-trois ans.
19	Savory	Observation III.	H 53 ans	Dentaire inférieur et auriculo-temporal.	7 ans	Résection de 8mm du dentaire par trépanation de la branche montante.	Quelques tiraillements après l'opération pendant 3 ou 4 jours.	Guérison complète au bout de trois semaines, persistant cinq semaines après. (N'a pas été suivi plus longtemps.)
20	Verlton	Philadel. med. Times, 1881.	H »	Trijumeau.	plus. années	Résection du dentaire inférieur.	Soulagement.	Récidive.
21	Id.	Ibid.	F »	Dentaire inférieur, point principal. Irradiations dans la face.	3 ans	Résection du dentaire inférieur.	Soulagement immédiat.	Guérison persistant au bout de trois mois.

MAXILLAIRE INFÉRIEUR (Au niveau du trou ovale) ... (intra-buccale)

DENTAIRE INFÉRIEUR À L'ENTRÉE DU CANAL (par la voie...) ... À L'ENTRÉE DU CANAL (procédé par trépanation)

Mononévrectomies (*suite*)

N°	NOMS D'AUTEURS	INDICATIONS bibliographiques	SEXE et AGE	SIÈGE DE LA NÉVRALGIE	DURÉE de la névralgie	NATURE DE L'OPÉRATION	RÉSULTATS IMMÉDIATS	RÉSULTATS DÉFINITIFS
22	Horsley	British medical Journal, 1891.	F 55 ans	Dentaire inférieur.	3 ans 1/2	14 décembre 86. — Resection du dentaire.	»	Guérison complète; retour de quelques accès durant une maladie en 1890.
23	Dutmueil	Observation VI.	F 56 ans	Tic douloureux de la face. (Mentonnier, point principal.)	3 ans	Résection du dentaire inférieur par trépanation.	Soulagement immédiat.	Guérison complète, à la sortie de l'hôpital, un mois après. Malade perdue de vue.
24	Sonnenburg	Berlin. klin. Wochenscrift, 1882.	H 61 ans	Dentaire inférieur.	»	Résection du dentaire inférieur à l'entrée du canal par le procédé de l'auteur.	Soulagement immédiat.	Guérison complète à la sortie, un mois après l'opération.
25	Id	Ibid.	F 33 ans	Dentaire inférieur et mentonnier.	depuis longtemps	Id.	Soulagement.	Guérison complète à la sortie, quelques jours après l'opération.
26	Langenbeck	Rapporté par Sonnenburg (même article).	H 62 ans	Trijumeau. Dentaire inférieur, point principal.	depuis très longt.	Résection et élongation du dentaire inférieur par le même procédé.	Soulagement immédiat.	Guérison complète (pas de désignation de temps).
27	F Lucke	Sonnenburg; Zeitschrift f. Chirurgie, 1877.	F 12 ans	Dentaire inférieur.	3 ans	Résection du dentaire inférieur par le procédé de Sonnenburg. (On dut se servir d'un laryogoscope pour pouvoir apercevoir le cordon vasculo-nerveux.)	Soulagement immédiat.	Guérison (pas de désignation de temps).
28	Sonnenburg	Berl. klin. Wochenscrift, 1882.	F 58 ans	Dentaire inférieur.	1 an	Résection du dentaire inférieur (même procédé).	Soulagement immédiat.	La guérison a été un peu retardée par l'existence d'un phlegmon.
29	Nicoladini	Wiener medical Presse, 1882.	F 26 ans	Dentaire inférieur.	4 ans	Résection de 15mm du nerf par une modification apportée par l'auteur au procédé de Sonnenburg.	Persistance des douleurs pendant 3 jours.	Guérison complète constatée quatre jours après l'opération.
30	Galignani, 1887	Gazette des hôpitaux, 1889.	F 42 ans	Tic douloureux de la face. Dentaire inférieur, point principal.	6 ans	Elongation du nerf qui se casse. Résection de toute la portion que l'on peut atteindre (5 cent.), procédé de l'auteur.	Soulagement immédiat.	La guérison se maintient au bout de cinq mois.
31	Péan, 1862	Gazette des hôpitaux, 1883.	H »	Dentaire inférieur.	20 ans	Destruction du nerf dentaire inférieur dans presque toute l'étendue de son trajet intra-osseux. Arrachement des filets terminaux.	Soulagement.	Récidive.
32	Schœnborn	Clinique de Schœnborn (observation publiée par Steller). Berlin. klin. Woch., 1875.	F 67 ans	Dentaire inférieur.	plusieurs années	Résection de toute la portion intra-osseuse du nerf, en combinant le procédé buccal avec une incision faite au niveau du trou mentonnier.	Persistance des douleurs, mais plus supportables. Elles disparaissent le 5e jour.	La guérison complète se maintient au bout de cinq mois.
33	Tillaux	Thèse de Ricoux, Paris, 1884.	H 54 ans	Nerf mentonnier. Irradiations au sous-orbitaire et à l'auriculo-temporal.	13 ans	Résection du nerf dentaire dans le canal par trépanation de la branche horizontale au moyen des ciseaux et du maillet.	Persistance des accès mais moins douloureux, plus éloignés pendant 3 jours. Ils vont ensuite en diminuant.	Guérison constatée à la sortie, dix jours après l'opération.
34	Tripier	Revue de chirurgie, 1889.	F 49 ans	Dentaire inférieur.	»	Excision de la portion intra-osseuse du dentaire inférieur et arrachement du bout périphérique.	»	La guérison se maintient pendant un an; puis les douleurs reparaissent plus fortes que jamais.
35	Demons	Thèse de Vernet, Bordeaux, 1890.	F 35 ans	Mentonnier, point principal; puis, dentaire inférieur et sous-orbitaire.	10 ans	Résection du dentaire inférieur dans le canal par trépanation de la branche montante.	Soulagement immédiat.	Guérison persistant quelque temps après.
36	Roux, mars 1852	Union médicale, 1852.	F 70 ans	Trijumeau droit. Mentonnier, point principal; puis sous-orbitaire, auriculo-temporal et frontal.	22 ans	Résection, dans la même séance, du mentonnier, puis du nerf dentaire derrière le trou mentonnier.	Soulagement immédiat, quelques douleurs passagères sur d'autres nerfs.	Guérison complète constatée six mois après.
37	Sédillot, 1853	Observation recueillie par Cochu. Gazette des hôpitaux. 1853.	F 43 ans	Dentaire inférieur gauche. Irradiations à la joue, à la tempe et au front.	2 ans	Résection de toute l'extrémité du nerf dentaire, à l'aide d'une trépanation faite à 3 cent. en arrière du trou et tractions sur le nerf mentonnier.	Pendant les 2 premiers jours pas de soulagement. Disparition graduelle des accès.	Guérison complète au huitième jour (n'a pas été suivie).
38	Sédillot, 1854	Observation recueillie par Bœckel. Gazette des hôpitaux, 1854.	F 67 ans	Dentaire inférieur droit. Irradiations à la moitié droite de la langue.	9 ans	Même opération, mais le nerf ne pouvant être reconnu dans le trou fait par le trépan, il est divisé au moyen d'un crochet puis arraché par traction sur le mentonnier. Cautérisation du bout central.	Douleurs persistent pendant les 4 premiers jours, puis soulagem. complet.	Trois mois après, pas de récidive.

Libellés de gauche : INFÉRIEUR — À L'ENTRÉE DU CANAL (procédé par trépanation) ; À L'ENTRÉE DE CANAL (Voie rétro ou sous-maxillaire). DENTAIRE — DANS LE CANAL ; PRÈS DE SA TERMINAISON ET MENTONNIER.

Mononévrectomies *(suite)*

Année	N°	NOMS D'AUTEURS	INDICATIONS bibliographiques	AGE et SEXE	SIÈGE DE LA NÉVRALGIE	DURÉE de la névralgie	NATURE DE L'OPÉRATION	RÉSULTATS IMMÉDIATS	RÉSULTATS DÉFINITIFS
	39	Dontaire (de Clairvaux) 1854	Union médicale. 1854.	H 47 ans	Dentaire inférieur. Irradiations à la région sous-orbitaire et à la tempe.	plus de 4 ans	Résection du mentonnier à sa sortie du trou et cautérisation du bout central dans le canal.	Soulagement graduel, ne devient complet que 4 jours après l'opération	Trois mois et demi après, pas de récidive.
	40	Malcagno	Manuel de médecine opératoire, 1861.	»	Dentaire inférieur.	»	Résection du nerf mentonnier à sa sortie du trou.	Soulagement momentané.	Récidive.
	41	Wagner, 1864	In archives de Langenbeck, 1869	F 18 ans	Nerf dentaire inférieur droit. Nerf mentonnier, point principal. Extension à toute la joue et au front.	5 ans	Résection de toute l'extrémité du nerf dentaire (18 lignes), par résection à la scie de toute la table externe de l'os. Ouverture du canal et section du nerf.	Soulagement très rapide.	Récidive dix-sept mois après.
	42	Wagner, 1868	Ibid.	F 34 ans	Nerf dentaire inférieur droit. Irradiations à l'oreille et à la joue.	3 ans	Même opération. Le tronçon enlevé mesure 3/2 pouce (15mm).	Soulagement graduel, puis complet.	Pas de récidive au bout de sept mois.
	43	Brown (d'Islington) 1880	British medical Journal, 1880.	F 56 ans	Nerf mentonnier, point principal. Irradiations à l'oreille, front, face, cou, bras, omoplate.	40 ans	Mise à nu du trou mentonnier. Destruction du nerf par stylet rougi enfoncé dans le trou.	Soulagement immédiat et complet.	Six mois après, pas de récidive.
	44	Monod, 1884	Bullet. Société de chirurgie, 1884.	F 79 ans	Trijumeau droit. Dentaire et mentonnier, points principaux. Sus-orbitaire.	3 ans	Résection de toute l'extrémité du nerf dentaire par trépanation du canal, en arrière du trou mentonnier.	Soulagement immédiat.	Guérison complète un mois après l'opération.
	45	Jeannel	Bullet. Société de chirurgie, tome XII.	F 46 ans	Nerfs dentaires inférieurs des côtés, principalement du côté droit. Extension aux nerfs linguaux et sous-orbitaires.	6 ans	Résection de toute l'extrémité terminale du nerf dentaire droit par le procédé de Monod, tentative d'élongation du bout central.	Disparition immédiate des douleurs des deux côtés. Elles reprennent 10 jours après du côté non opéré et vont en augmentant d'intensité.	Un an après, la guérison persiste du côté opéré.
	46	Jeannel	Ibid.	H 55 ans	Nerf dentaire inférieur droit, point principal. Irradiations dans toutes les branches du trijumeau.	8 ans	Même opération.	Soulagement immédiat. Réapparition des douleurs quarante-huit heures après.	Récidive complète au bout de deux mois.
	47	Roser, 1855	Observat. XIII.	H 71 ans	Lingual.		Résection du nerf lingual par la voie buccale.	Soulagement immédiat.	Après un an, pas de récidive.
	48	Vanzetti, 1858	Observat. XV.	F 64 ans	Lingual.	depuis longtemps	Résection du lingual par la voie buccale.	Soulagement immédiat.	La guérison complète persistait seize mois après l'opération.
	49	Dubrueil, 1891	Observat. XVI.	F 45 ans	Lingual droit.	4 ans	Résection du nerf lingual par trépanation de la branche montante et cautérisation du cordon nerveux au thermo-cautère.	Soulagement immédiat.	Guérison complète à la sortie de l'hôpital. Réapparition de la névralgie neuf mois après, sur une des branches du nerf maxillaire supérieur.
	50	Panas, 1874	Observ. XVII.	F 65 ans	Buccal, point principal. Irradiations aux sous-orbitaire, dentaire et lingual.	12 ans	Résection du nerf buccal par le procédé de l'auteur (procédé buccal déjà employé par Nélaton).	Soulagement immédiat.	Guérison persistant un mois après l'opération.
	51	Le Dentu, 1884	Bullet. et Mém. de la Société de chirurgie, 1884.	F »	Auriculo-temporal. La douleur empêche tout mouvement de la mâchoire.	»	Résection du nerf auriculo-temporal en avant du tragus.	Soulagement immédiat.	Récidive au bout de dix-huit mois, mais les douleurs sont moins pénibles qu'avant l'opération.

DENTAIRE INFÉRIEURE — PRÈS DE SA TERMINAISON ET MENTONNIER

LINGUAL · BUCCAL · AURICULO-TEMPORAL

— 116 —

— 117 —

Sur 51 faits de mononévrectomies, nous trouvons que l'intervention, pratiquée 8 fois au niveau du trou ovale, a fourni les résultats suivants :

SUCCÈS PERSISTANT	RÉCIDIVES
Après :	Après :
3 ans....... 1 cas Horsley.	
9 mois...... 1 — Weir-Mitchell.	
3 jours ..... 1 — Pancoast.	1 mort par bronchite trois jours après. Albert.
A la sortie de l'hôpital... 1 — Albert.	

Les résultats fournis par les diverses méthodes de résection du nerf dentaire inférieur se décomposent ainsi :

1° Dentaire au niveau du canal (méthode buccale) :

SUCCÈS PERSISTANT	RÉCIDIVES
Après :	Après :
2 ans....... 1 cas Bœckel.	» 1 cas Nélaton.
6 mois...... 3 — Mosetig-Moorhof, Seeparovicz, Létiévant	
3 mois 1/2... 2 — Terrillon et Grant.	1 mort dans le coma. (Delore).
A la sortie de l'hôpital... 1 — Parona.	

2° Dentaire à l'entrée du canal (méthode par trépanation).

SUCCÈS PERSISTANT	RÉCIDIVES
Après :	Après :
23 ans...... 1 cas Waren.	
5 ans ...... 1 — Horsley.	
3 mois...... 1 — Morton.	» 1 cas Morton.
5 semaines.. 1 — Savory.	
1 mois...... 1 — Dubrueil.	

Cette opération a été faite en outre par J.-O. Waren, Kuehn (de Leipzig), Padruban, Schuh, Uro, Welter, Wernher (de Gissen), Fumagali (de Milan), Nüssbaum et Roser.

Nous n'avons pu nous procurer les observations, soit au total 16 cas avec 12 guérisons, 1 amélioration, 3 insuccès.

3° Dentaire inférieur à l'entrée du canal (méthode de Sonnenburg :

SUCCÈS PERSISTANT		RÉCIDIVES	
Après :		Après :	
5 mois.....	1 cas Galignani.	»	»
1 mois.....	1 — Sonnenburg.	»	»
Sortie de l'hôpital.....	5 — Sonnenburg, Lucke, Langenbeck.	»	»

4° Dentaire inférieur dans le canal :

SUCCÈS PERSISTANT		RÉCIDIVES	
Après :		Après :	
5 mois.....	1 cas Schœnborn.	»	1 cas Péan.
10 jours....	1 — Tillaux.	»	1 — Tripier.
qq. temps...	1 — Demons.	»	»

5° Dentaire à sa terminaison et mentonnier :

SUCCÈS PERSISTANT		RÉCIDIVES	
Après :		Après :	
1 an.......	1 cas Jeannel.		1 cas Malgaigne
7 mois.....	1 — Wagner.	17 mois.	1 — Wagner.
6 mois.....	2 — Brown, Roux.	2 mois.	1 — Jeannel.
3 mois.....	2 — Pontoire, Sédillot.	»	»
1 mois.....	1 — Monod.	»	»
8 jours....	1 — Sédillot.	»	»

Les 3 opérations sur le lingual ont fourni 2 succès. Les malades ont été suivis seize mois dans le cas de Vanzetti, un an dans le cas de Roseva. La malade de M. le professeur Dubrueil a vu réapparaître les douleurs dans un siège un peu différent au bout de neuf mois.

Enfin M. Panas a obtenu un succès suivi un mois dans une résection du buccal ; M. Le Dentu a vu une névralgie de l'auriculo-temporal traitée par lui, récidiver au bout de dix-huit mois.

Soit, au total, 65 cas, fournissant 2 cas de mort qui ne sont pas directement imputables à l'intervention, 11 récidives à plus ou moins brève échéance, 51 succès, 1 amélioration et 10 récidives.

Soit une proportion de 80 pour 100 de résultats heureux.

L'examen des résultats fournis par les procédés de résections du dentaire à l'entrée du canal ne permet pas de se prononcer en faveur des uns plutôt que des autres ; tous, en effet, semblent se valoir au point de vue thérapeutique. Ce sont des considérations d'un autre ordre : la facilité de l'opération, la sûreté d'atteindre le cordon sans incident opératoire, l'absence de complications qui constituent la supériorité de la méthode de Waren modifiée.

Les interventions portant sur le canal dentaire ou le trou mentonnier paraissent en revanche inférieures à celle qui atteignent le nerf dans un point plus élevé de son parcours. Tandis que les premières fournissent 5 récidives sur 16 cas, soit 31,25 pour 100, les autres ne présentent que 2 insuccès sur 22 opérations pratiquées.

Polynévrectomies simultanées

<table>
<tr><td rowspan="7" style="writing-mode:vertical">DENTAIRE INFÉRIEUR</td></tr>
</table>

Numéro	NOMS D'AUTEURS	INDICATIONS bibliographiques	SEXE et AGE	SIÈGE DE LA NÉVRALGIE	DURÉE de la névralgie	NATURE DE L'OPÉRATION	RÉSULTATS IMMÉDIATS	RÉSULTATS DÉFINITIFS
52	Valette et Létiévant 1867	Traité des sections nerveuses. Létiévant (1873).	F 58 ans	Trijumeau gauche.	10 à 15 ans	Résection simultanée du sous-orbitaire et du buccal au devant du masséter (Valette) et du dentaire inférieur à l'entrée du canal (Létiévant).	Soulagement immédiat.	Guérison persistant au bout de neuf mois.
53	Tillaux	Thèse de Ricoux (1884).	H 72 ans	Dentaire inférieur gauche et mentonnier droit.	8 ans	Résection de 8mm du dentaire inférieur gauche par trépanation de la branche horizontale. Arrachement du mentonnier du côté droit.	Soulagement immédiat du côté droit. Douleurs névralgiques persistant du côté gauche mais sont plus supportables.	Guérison du côté droit. Amélioration du côté gauche.
54	Lancelongue 1889	Thèse de Raulin (Bordeaux, 1891)	H 33 ans	Névralgie rebelle du trijumeau droit.	3 ans environ	Résection simultanée des sous-orbitaire, sous-orbitaire, maxillaire supérieur dans la fosse ptérygo-maxillaire et dentaire par par le procédé buccal.	Douleurs violentes pendant les quatre premiers jours. Suppuration de la plaie.	A la sortie, 27 jours après l'opération, les douleurs ont très notablement diminué; mais la guérison n'est pas complète.
55	Demons 1889	Observation XI.	F 68 ans	Prosopalgie. Dentaire inférieur et buccal, points principaux.	20 ans	Résection du dentaire par trépanation de la branche montante (procédé de l'auteur). Résection du buccal par la voie cutanée.	Soulagement immédiat.	Guérison constatée à la sortie un mois après. Troubles trophiques dans la sphère du dentaire. (Dents déchaussées, gencives fongueuses, saignantes.
56	Horsley	Brit. med. journ., décembre 1891.	F 55 ans	Lingual, dentaire inférieur, auriculo-temporal.	27 ans	Résection d'une portion du dentaire inférieur et du lingual (13 janvier 1888).	»	Guérison complète.
57	Id.	Ibid.	H 38 ans	Dentaire inférieur et lingual. Les douleurs s'irradient jusqu'au vertex.	6 ans	Résection du dentaire inférieur et du lingual (août 1888.)	»	Guérison.

Polynévrectomies simultanées (*suite*)

	Numéros	NOMS D'AUTEURS	INDICATIONS bibliographiques	SEXE et ÂGE	SIÈGE DE LA NÉVRALGIE	DURÉE de la névralgie	NATURE DE L'OPÉRATION	RÉSULTATS IMMÉDIATS	RÉSULTATS DÉFINITIFS
DENTAIRE INFÉRIEUR (suite)	58	Id.	Ibid.	H 63 ans	Dentaire inférieur. Lingual dans la portion supérieure de son trajet.	6 ans	Résection du dentaire inférieur et du lingual (22 novembre 1888).	»	Guérison complète.
	59	Id.	Ibid.	H 27 ans	Névralgie siégeant à la joue, dans les dents molaires et les gencives.	1 an	Résection du dentaire inférieur et du lingual (janvier 1891).	Soulagement.	Récidive.
MENTONNIER	60	J. Roux décembre 1851	Union médicale, 1852.	H 69 ans	Trijumeau droit, sous-orbitaire et mentonnier, points principaux.	34 ans	Résection simultanée des nerfs sous-orbitaire et mentonnier avec destruction du bout central à l'aide d'un cautère rougi à blanc enfoncé dans le canal.	Élancements passagers sur le trajet des nerfs frontal et auriculo-temporal.	Guérison complète qui se maintient huit mois après.
	61	Nélaton 1857	Bulletin de thérapeutique, 1864.	H 40 ans	Trijumeau droit.	10 ans	Résection des mentonnier, sous-orbitaire et buccal.	Soulagement immédiat. Les 3e et 4e jours quelques douleurs vers le front.	Récidive trois mois après l'opération.
	62	Bruckel	Observation XII.	F 69 ans	Nerfs dentaire inférieur gauche et lingual. Irradiation à toute la moitié gauche de la face.	4 ans	Résection simultanée du lingual et de l'extrémité du nerf dentaire à l'aide de l'ouverture du canal, faite avec la gouge par la bouche. Arrachement du bout périphérique.	Soulagement immédiat.	Guérison. Réapparition de quelques douleurs au bout d'un an. Récidive complète au bout de trois ans.
	63	Id.	Gazette des hôpitaux, 1865, et Faucon, Thèse de Strasbourg, 1870.	F 34 ans	Trijumeau droit. Surtout mentonnier et lingual parfois sus-orbitaire et auriculo-temporal.	9 ans	Même opération.	Soulagement immédiat.	Guérison encore complète au bout de trois ans. Quatre ans plus tard cancer du larynx.
LINGUAL	64	Id.	Thèse de Faucon (1870).	F 50 ans	Trijumeau.	»	Résection du lingual et du sous-orbitaire.	Soulagement immédiat.	Plus de nouvelles.

13 polynévrectomies simultanées fournissent 2 améliorations. Dans le premier cas, il s'agit d'un malade de M. Tillaux, qui avait subi dans la même séance la résection du dentaire du côté gauche et l'arrachement du mentonnier du côté droit. Les douleurs, qui ont immédiatement disparu à droite, ont persisté en s'améliorant à gauche. Dans le second cas, de M. le professeur Lannelongue, le malade, qui avait subi la résection des nerfs sus-orbitaire, sous-orbitaire, maxillaire supérieur dans la fosse ptérygo-maxillaire et dentaire, est sorti de l'hôpital vingt-sept jours après, amélioré, mais non guéri.

Sur les 11 cas restants, nous trouvons 3 récidives : 1 de Bœckel, après trois ans de guérison; 1 de Nélaton, après trois mois seulement de soulagement; dans le troisième cas de M. Horsley, l'époque de la réapparition de la névralgie n'est pas indiquée.

Les huit succès ont été suivis :

Pendant 3 ans . . . . 4 cas de Horsley et Bœckel.
9 mois.. . . . 1 cas de Valette et Létiévant.
8 mois.. . . . 1 cas de Roux.
1 mois., . . . 1 cas de Demons.
Guérison à la sortie . . 1 cas de Bœckel.
soit une proportion de 76,92 pour 100 de résultats heureux.

Polynévrectomies successives

NERF MAXILLAIRE INFÉRIEUR (AU NIVEAU DU TROU OVALE)

Numéros	NOMS D'AUTEURS	INDICATIONS bibliographiques	SEXE et AGE	SIÈGE DE LA NÉVRALGIE	DURÉE DE LA NÉVRALGIE	NATURE DE L'OPÉRATION	RÉSULTATS IMMÉDIATS	RÉSULTATS DÉFINITIFS
65	Hutchinson	Medical News, 1885.		Dentaire inférieur.	10 ans	1° Résection du rebord alvéolaire du maxillaire inférieur (opération de Grose). 2° Résection du nerf maxillaire inférieur. 3° Ligature de la carotide primitive.	Soulagement. Soulagement. Soulagement complet.	Récidive au bout de six mois. Récidive au bout de trois ans. Récidive au bout de trois ans et demi.
66	Albert	Wiener medical Presse, 1885.	H 20 ans	2° et 3° branches du trijumeau.	Plusieurs années	1° Résection du sous-orbitaire. 2° 5 mois après, résection du dentaire. 3° Opération de Kroenlein.	Soulagement. id. id.	Les douleurs reparaissent au bout de quelques semaines. Récidive six mois après. Récidive au bout de quelques mois.
67	Kroenlein	Corresp. Blatt für schw. Aerzte, 1885.	H 42 ans	Les deux dernières branches du trijumeau.	8 ans	A déjà subi la résection : 1° du dentaire inférieur; 2° du sous-orbitaire. 3° Résection des deux dernières branches du trijumeau (procédé de l'auteur).	" " Soulagement immédiat.	Récidive. Récidive. Guérison à la sortie.
68	Grisson	Berlin. klin. Wochen., 1887.	"	2° branche du trijumeau à droite et moitié gauche de la face depuis plus longtemps.	20 ans	12 novembre 1886. — 1° Résection du nerf maxillaire supérieur droit. 2° Résection du nerf maxillaire supérieur gauche. 3° Opération de Pancoast-Kroenlein.	" Soulagement. Soulagement immédiat.	Guérison du côté opéré. Le malade souffre du côté gauche. Le sujet continue à souffrir dans la sphère de la troisième branche. La guérison persiste au bout de trois mois.
69	Billroth	Observation I.	H 46 ans	Trijumeau.	4 ans	A déjà subi : 1° la résection du nerf buccal ; 2° la destruction au thermo-cautère du nerf zygomatique. 3° Ligature de la carotide primitive. 4° Résection de la troisième branche au niveau du trou ovale (procédé de l'auteur).	Soulagement. id. id. Soulagement immédiat.	Récidive. Récidive. Récidive. Guérison (5 semaines l'observation seulement).

NERF MAXILLAIRE INFÉRIEUR (AU NIVEAU DU TROU OVALE) (Suite)

Numéros	NOMS D'AUTEURS	INDICATIONS bibliographiques	SEXE et AGE	SIÈGE DE LA NÉVRALGIE	DURÉE DE LA NÉVRALGIE	NATURE DE L'OPÉRATION	RÉSULTATS IMMÉDIATS	RÉSULTATS DÉFINITIFS
70	Billroth	Salzer in Archiv. de Langenbeck, 1888.	H 54 ans	Maxillaire inférieur droit. Douleur à la pointe de la langue et à l'art. temporo-maxillaire.	6 ans	1° Résection du dentaire inférieur dans le canal. 2° Deux ans après, cautérisation de la muqueuse buccale ou thermo-cautère. 3° Résection de la troisième branche du trijumeau au niveau du trou ovale.	" Soulagement passager. Soulagement immédiat.	Récidive au bout d'un an et demi. " La guérison se maintient au bout de cinq mois.
71	Stelzner	Archiv. Langenbeck, 1888.	F 56 ans	Trijumeau.	6 ans	1° A déjà subi la résection du sous-orbitaire, du lingual et du dentaire. 2° Octobre 1884. — Opération de Kroenlein.	" Soulagement. Quelques accès névralgiques après l'opération.	Récidive. Au bout de six mois, les douleurs reviennent plus violentes qu'avant l'opération.
72	Id.	Ibid.	F 34 ans	Névralgie du maxillaire inférieur et de la langue.	3 ans	1° Résection périphérique du dentaire. 2° En 1887. — Opération de Kroenlein.	" "	Pas de résultat. La guérison persiste un an après l'opération.
73	Horsley	British medical journal, 1891.	H 60 ans	2° division du trijumeau. Mâchoire supérieure. Dentaire inférieur. 2° et 3° branches du trijumeau.	7 ans 1/2	1° Mars 1886. — Résection du nerf maxillaire supérieur. 2° Avril 1886. — Résection du nerf palatin postérieur. 3° 21 décembre 1887. — Résection du dentaire inférieur et du lingual. 4° Division des deuxième et troisième branches du trijumeau dans le crâne.	" Soulagement complet. " Soulagement complet.	La douleur persiste sur la gencive de la mâchoire supérieure. Récidive au bout de sept mois. La guérison se maintient depuis dix-huit mois. Quelques accès se montrent à la suite d'un abcès local et disparaissent après sa guérison.
74	Id.	Ibid.	H 64 ans	2° et 3° branches du trijumeau. 2° branche. 2° et 3° branches. Douleurs supra-orbitaires.	7 ans	1° 21 août 1888. — Résection du dentaire inférieur et du lingual. 2° 13 août 1889. — Résection du sous-orbitaire. 3° Résection des deuxième et troisième branches dans le crâne.	Soulagement. Soulagement temporaire.	Récidive au bout d'un an. Récidive (démence).
75	Id.	Ibid.	F 68 ans	2° et 3° branches du trijumeau. Douleurs violentes dans la zone de la 2° branche. Douleurs violentes dans la zone de la 3° branche.	15 ans	1° 29 janvier 1889. — Résection du dentaire inférieur et du lingual. 2° 26 mai 1890. — Résection du sous-orbitaire. 3° Résection du maxillaire inférieur au niveau du trou ovale.	Soulagement temporaire. Soulagement. Soulagement.	" Récidive. Récidive.

Polynévrectomies successives *(suite)*

Région	Numéros		NOMS D'AUTEURS	INDICATIONS bibliographiques	SEXE et AGE	SIÈGE DE LA NÉVRALGIE	Durée de la névralgie	NATURE DE L'OPÉRATION	RÉSULTATS IMMÉDIATS	RÉSULTATS DÉFINITIFS
MAXILLAIRE EXPLORATION au niveau du trou orbit. (suite)	76		Horsley	British medical Journal, 1891.	H 35 ans	Blessure de la face par coup de ciseaux quatre ans auparavant. Les douleurs partent de la cicatrice.	13 ans	1° 18 août 1890. — Résection d'une portion du dentaire. 2° 6 février 1891. — Tentative de division intra-crânienne du nerf maxillaire supérieur. 3° Résection de la troisième branche (opération Pancoast-Kroenlein).	Soulagement pendant un mois. Soulagement pendant deux mois. Soulagement immédiat.	» » Récidive.
1° Par la voie buccale	77		Michel, 1875.	Gazette médic. de Strasbourg, 1857.	H 45 ans	Dentaire inférieur, buccal et sous-orbitaire. Rameau malaire et lingual.	18 ans	1° Résection dans la même séance du dentaire inférieur, du buccal et du sous-orbitaire. 2° Section du rameau malaire et résection du lingual.	Quelques douleurs légères pendant les trois ou quatre premiers jours. Soulagement immédiat.	Récidive au bout de trois mois. Récidive avec de nouveaux points de départ.
	78		Létiévant, 1862.	Observation X.	H 30 ans	Dentaire inférieur droit, point principal. Irradiation à toute la moitié droite de la face.	3 ans	1° Résection du nerf dentaire inférieur par la voie buccale. 2° Un an et demi plus tard, section du nerf buccal.	Soulagement immédiat. »	Réapparition de quelques douleurs un mois et demi après l'opération. Amélioration.
	79		Ghérini	Société de chirurgie, 1864.	»	Dentaire inférieur.	»	1° Cautérisation du nerf au fer rouge. 2° Résection du nerf à l'entrée du canal.	Soulagement immédiat. »	Récidive un an après. « Guérison partielle. »
	80		Michel.	Goux, Thèse de Strasbourg, 1866	F 56 ans	Névralgie du dentaire inférieur et du lingual.	9 ans	Résection : 1° Du lingual. 2° Du buccal. 3° Du dentaire inférieur.	» » »	Récidive quatre jours après. Récidive trois jours après. ?
NERF DENTAIRE INFÉRIEUR (A L'ENTRÉE DU CANAL)	81		Inzani.	Observat. XIV.	H 30 ans	Nerfs dentaire et lingual. Mouvements convulsifs de la face au moment des accès.	9 ans	1° Résection du dentaire inférieur par trépanation de la branche montante. 2° Résection du lingual (même procédé).	Pendant quatre jours les douleurs persistent comme avant l'opération, puis diminuent mais ne disparaissent pas complètement. Soulagement immédiat.	Récidive complète au bout de deux mois. Guérison.
NERF DENTAIRE INFÉRIEUR 2° Par trépanation de la branche montante	82		Fieber, 1870.	Berlin. klin. Woschen., 1878	H 41 ans	Trijumeau.	9 ans	1° A déjà subi la résection du sous-orbitaire. 2° Résection du dentaire par la méthode de Von Bruns. (L'opération eut lieu en deux séances. Après une anesthésie de deux heures, Fieber n'ayant pu terminer l'opération l'acheva le lendemain.	Soulagement complet. Soulagement, mais persistance de quelques accès.	Récidive au bout de deux ans. Les accès se reproduisent au bout de quelques semaines. Ils cessent complètement en 1875, mais à cette époque ils paraissent vouloir se porter dans le district du sous-orbitaire droit.
	83		Gross.	Americ. Journal of medic. sciences 1883.	H »	Toutes les branches du trijumeau du côté droit.	»	1° Ligature de la carotide primitive droite. 2° Résection du dentaire inférieur. 3° Résection du maxillaire supérieur et du dentaire déjà opéré.	Douleur disparaît pendant deux ans dans les deux premières branches. Reste la même dans la troisième branche.	» Pas de résultats. Guérison se maintenant depuis cinq mois.
	84		Bull.	New-York surgical Society, 1885	»	Trijumeau.	»	1° A déjà subi la résection du maxillaire supérieur. 2° Résection du dentaire inférieur.	» Soulagement immédiat.	» Guérison.
	85		Horsley.	British medical Journal.	H 27 ans	Névralgie rebelle de la face. Sus et sous-orbitaires.	10 ans	26 janvier 1891. — Excision d'une portion du dentaire inférieur et du lingual. 27 septembre 1891. — Résection des sus et sous-orbitaires.	Soulagement complet. Soulagement complet.	Récidive. Récidive.
	86		Poilosson.	Semaine méd., 1892.	H 54 ans	Dentaire inférieur. Dentaire inférieur et lingual.	14 ans	Résection du dentaire inférieur : 1° Procédé buccal par Daniel Mollière. 2° Résection du dentaire déjà opéré, par M. Poilosson. 3° Troisième résection du dentaire (procédé par la trépanation) et section du lingual.	» » Soulagement complet.	Récidive. Récidive. Récidive au bout de quatre mois.
NERF DENTAIRE DANS LE CANAL	87		Roux	Union médic., 1852	H 74 ans	Les deux trijumeaux, surtout le mentonnier droit.	30 ans	Résection : 1° Du dentaire inférieur droit. 2° Deux mois après, du sous-orbitaire droit. 3° Deuxième résection du dentaire inférieur droit (un an après).	Soulagement. — —	Récidive huit jours après. Récidive au bout de six mois. Récidive au bout de huit jours.

	Numéros	NOMS D'AUTEURS	INDICATIONS bibliographiques	SEXE et AGE	SIÈGE DE LA NÉVRALGIE	DURÉE de la névralgie	NATURE DE L'OPÉRATION	RÉSULTATS IMMÉDIATS	RÉSULTATS DÉFINITIFS
NERF DENTAIRE DANS LE CANAL (Suite)	88	Graw.	Detroit medical Journal, 1877.	H. »	Dentaire inférieur.	»	1° Résection du dentaire dans le canal. 2° Deuxième résection du même nerf.	Soulagement. ?	Récidive. ?
	89	Tripier.	Revue de chirurgie, 1889.	H. 44 ans	Dentaire inférieur, point principal, sus et sous-orbitaires.	»	A déjà subi la résection des sus et sous-orbitaires. Excision de la portion intra-osseuse du dentaire et arrachement du bout périphérique.	Soulagement. Soulagement.	Récidive. Récidive au bout de quelques mois. Les douleurs durent jusqu'à la mort.
	90	Id.	Observat. VIII.	H. 74 ans	Dentaire inférieur gauche.	12 ans	1° A déjà subi l'opération du mentonnier. 2° Même opération que ci-dessus.	Soulagement. Soulagement immédiat. (une seule crise violente, quatre jours après l'opération).	Récidive au bout de quelques semaines. La guérison se maintient depuis trois mois.
	91	Demous.	Vernet, Thèse de Bordeaux, 1890.	F. 68 ans	Tic douloureux de la face. Dentaire, auriculo-temporal et sous-orbitaire, points douloureux.	4 ans	1° A subi, en 1885, l'élongation du sous-orbitaire. 2° Résection du dentaire par la voie buccale (section de l'artère dentaire, hémorragie grave).	Soulagement. Soulagement immédiat, quelques douleurs supportables persistant pendant trois ou quatre jours.	Récidive au bout de quelques semaines. Guérison complète à la sortie (34 jours après l'opération).
	92	Demons.	Raulin, Thèse de Bordeaux, 1891	H. 33 ans	Tic douloureux de la face (côté gauche).	4 ans	1° Résection du dentaire inférieur (5 janvier 1890). 2° Résection du sus-orbitaire.	» Une crise très douloureuse immédiatement après l'opération, quelques autres plus supportables le même jour et les jours suivants.	Guérison complète persistant un mois après.
	93	Denucé, 1868.	Bullet. et Mém. Société de méd. Bordeaux, 1868.	H. 65 ans	Névralgie dentaire consécutive à l'avulsion d'une dent.	2 ans	A déjà subi la résection du mentonnier. Résection du dentaire inférieur et d'une portion du maxillaire inférieur.	» Hyperesthésie de la face durant quelques jours.	» Guérison complète constatée à la sortie de l'hôpital.
NERF MENTONNIER	94	Velpeau.	Traité de méd. opératoire, 1832.	H. 45 ans	Tic douloureux de la face.	»	Excision successive de tous les nerfs de la face.	»	Récidive.
	95	Roux.	Union médic., 1852.	F. 25 ans	Sous-orbitaire. Mentonnier.	5 ans 2 jours	1° Résection du sous-orbitaire. 2° Résection du mentonnier.	» Accès intenses au bout de quelques jours après l'opération.	Récidive le lendemain. A subi deux, la guérison est complète depuis un mois.
	96	Péan, 1877.	Gazette des hôpitaux, 1883.	F. 60 ans	Maxillaire inférieur.	10 ans	Cautérisation du nerf dentaire à travers le trou mentonnier. Résection du sous-orbitaire et cautérisation du bout central.	Soulagement. Soulagement immédiat.	Au bout de quelque temps, douleurs sous-orbitaires. Guérison.
	97	Monod, 1882	Bullet. Société de chirurgie, 1886	H. 54 ans	Dentaire inférieur et mentonnier droits. (Irradiations à toute la moitié droite de la face).	10 ans	Élongation du dentaire. Résection de toute l'extrémité terminale du nerf et arrachement du bout périphérique.	» Quelques crises le premier et le troisième jours après l'opération.	Récidive au bout de quatre mois. Guérison complète persistant quinze mois plus tard.
NERF BUCCAL	98	Michel.	Dilandy, Thèse Strasbourg, 1865.	F. 51 ans	Trijumeau droit.	5 ans	A déjà subi la résection du sus-orbitaire et de l'anastomose du dentaire antérieur avec le dentaire postérieur. Résection du buccal.	Soulagement incomplet. Pas de soulagement.	Récidive dix-sept jours après l'opération. Le neuvième jour, la douleur passe sur l'autre joue. Plus de nouvelles.
	99	Zuckerkandl.	Observat. XVIII	F. 66 ans	Sous-orbitaire et buccal.	5 ans	Section du sous-orbitaire. Résection du buccinateur.	» Peu de soulagement les premiers jours. Les crises disparaissent peu à peu	Pas de résultats. Guérison complète au bout d'un mois.
	100	Saltzmann	Centralblatt für Chirurgie, 1882.	H. 65 ans	Trijumeau droit.	5 ans	Résection du sus-orbitaire. Résection du sous-orbitaire. Résection du buccinateur.	» » Amélioration sensible, les crises disparaissent petit à petit.	Récidive. Récidive. La guérison est complète au bout de trois semaines.

36 opérations de polynévrectomies successives, dont 12 ayant porté sur le nerf maxillaire inférieur au niveau du trou ovale, ont fourni les résultats suivants :

SUCCÈS PERSISTANT	RÉCIDIVES
Après :	Après :
1 mois............ 1 cas Horsley.	3 ans 1/2. 1 cas Gross (ligat. de la
1 an.............. 1 — Stelzner.	gat. de la
9 mois........... 1 — Grisson.	carotide).
5 mois........... 1 — Billroth.	6 mois.. 1 — Stelzner
5 semaines........ 1 — Billroth.	qq. mois.. 1 — Albert.
à la sortie......... 1 — Krönlein.	3 — Horsley.

2° Dentaire inférieur à l'entrée du canal :

SUCCÈS PERSISTANT	RÉCIDIVES
Après :	Après :
5 mois.......... 1 cas Inzani.	» 1 cas Michel.
Pas de désignation	» 1 — Fieber.
de temps........ 1 — Gross.	» 1 — Horsley.
» 1 — Bull.	4 mois. 1 — Pollosson
» améliora-	
tion. Létiévant.	
» » Ghérini.	

3° Dentaire dans le canal :

1 Résultat inconnu de Michel.

SUCCÈS PERSISTANT	RÉCIDIVES
Après :	Après :
3 mois......... 1 cas Tripier.	qq. mois. 1 cas Tripier.
34 jours........ 1 — Demons.	qq. jours. 1 — Roux.
1 mois......... 1 — Demons.	
à la sortie....... 1 — Denucé.	

4° Mentionner :

1 Résultat inconnu de Graw.

SUCCÈS PERSISTANT	RÉCIDIVES
Après :	Après :
15 mois........ 1 cas Monod.	» 1 cas Velpeau.
1 mois......... 1 — Roux.	
Sans désignation	
de temps...... 1 — Péan.	

Michel a vu récidiver la névralgie après une résection du buccal.

La guérison, au contraire, a été constatée après les opérations, portant sur le même nerf, pratiquées par Zuckerkandl et Saltzmann.

Soit, au total, 36 opérations ayant fourni 18 guérisons, 14 récidives, 2 améliorations, 2 résultats inconnus et nécessité 85 interventions opératoires, non compris le cas de Velpeau, où tous les nerfs de la peau furent excisés.

Ce qui frappe surtout dans l'examen des résultats fournis par les polynévrectomies successives, c'est la proportion considérable des récidives survenues après les interventions au niveau du trou ovale ou à l'orifice du canal dentaire. Sur 21 opérations pratiquées dans ces conditions, nous comptons en effet 11 guérisons et 10 récidives.

(Les résultats des résections du maxillaire inférieur fournis par Schlange, Mickulicz, Krönlein, Israël, Rydigier, Madelung, von Bergmann et Langenbeck, ne modifient en rien ce chiffre, car les insuccès égalent les guérisons.)

Cette proportion considérable ne doit pas trop nous étonner.

Ces opérations, en effet, ne sont pratiquées, la plupart du temps, qu'en dernier lieu et après les échecs réitérés des méthodes atteignant le nerf sur un point moins élevé de son parcours. Chez beaucoup de ces malades, ces névralgies étaient d'origine centrale. Chez d'autres, quoique périphériques, elles se faisaient remarquer par leur intensité et leur diffusion, siégeaient sur un grand nombre de branches du trijumeau, ou duraient depuis très longtemps ; des lésions organiques irrémédiables avaient eu le temps de se produire du côté des centres ; aussi comprend-on que les accès réapparaissent souvent.

Malgré ces conditions défectueuses, la proportion des succès obtenus (58,82 pour 100), légitime largement les interventions répétées, d'autant mieux que le malade, qui a été soulagé une première fois, vient lui-même forcer la main au chirurgien.

Si nous jetons un coup d'œil d'ensemble sur les résultats définitifs fournis par la névrectomie, nous voyons que, sans être aussi favorables que ceux qui suivent immédiatement l'opération, ils n'en sont pas moins très satisfaisants. La proportion considérable des guérisons obtenues : 80 pour 100 dans les mononévrectomies, 76 pour 100 dans les polynévrectomies simultanées, 58,82 pour 100 dans les polynévrectomies successives, serait de nature à encourager fortement les chirurgiens.

Malheureusement, ces chiffres sont au moins douteux. Les malades, dans la plupart de ces faits, n'ont pas été suivis pendant une assez longue période, et il n'est pas prouvé qu'un bon nombre des malades que nous considérons comme guéris n'aient pas vu renaître leurs souffrances.

Si, en effet, la récidive après la névrectomie se produit souvent pendant les premiers mois, dans un assez grand nombre de cas elle se fait attendre beaucoup plus longtemps, quelquefois même des années. (Une des malades de M. le professeur Dubrueil a vu se reproduire sa névralgie au bout de dix mois.) Une statistique de ce genre, pour fournir des cas conformes à la réalité et rester à l'abri de toute critique, ne devrait donc comprendre que des faits ayant été suivis longtemps, un an au minimum. Il n'en a pas été ainsi dans les faits précédents, et il n'en sera jamais ainsi, la plupart des observations s'arrêtant par la force même des choses.

Les malades dont la guérison opératoire est ordinairement rapide disparaissent après leur sortie de l'hôpital, et il n'est souvent pas facile de les retrouver. Il n'est pas possible, d'ailleurs, à un chirurgien un peu occupé, de suivre la foule de ses opérés.

D'autre part, à l'époque où un grand nombre de ces faits ont été publiés, la résection était une méthode nouvelle, encore peu employée, qui paraissait devoir donner d'excellents résultats, et chacun à l'envi apportait des observations : les uns pour pousser à la pratique d'opérations bonnes, qu'il était urgent de vulgariser ; les autres, en plus grand nombre, pour faire connaître des procédés opératoires nouveaux. Parmi ces derniers, bien peu se sont occupés de savoir ce qu'étaient devenus leurs malades, ou du moins de le faire savoir au monde médical.

Dans de telles conditions, les statistiques ne sauraient être probantes, elles fourniront des résultats plus ou moins bons, suivant que les malades auront été suivis plus ou moins longtemps. C'est ce qui explique la divergence d'opinions des chirurgiens qui se sont occupés de la question : les uns, comme Léon Tripier, considérant la récidive comme la règle ; les autres, comme Létiévant ou Lagrange, prétendant que les succès l'emportent de beaucoup sur les revers, parce qu'ils considéraient comme définitivement guéris des malades qui n'ont pas vu reparaître leurs crises depuis trois mois. La vérité parait être entre ces deux opinions extrêmes.

Quoique incomplètes, ces statistiques n'en fournissent pas moins un précieux enseignement. S'il faut faire des réserves au point de vue du nombre des résultats définitifs, les soulagements temporaires sont la règle après les névrectomies, les insuccès absolus étant très rares. Cette période de soulagement peut durer quelques semaines, quelques mois, souvent elle se prolonge pendant des années. On ne peut donc pas dire dans ces circonstances que le malade n'a pas retiré un grand bénéfice de l'opération, si on considère que, dans la plupart des cas, la névrectomie n'a été employée qu'en désespoir de cause sur des malades souffrant depuis quinze, vingt et trente ans que rien n'avait pu améliorer.

Dans ces conditions, une opération qui fait courir si peu de risques, qui a si peu d'inconvénients (sauf les interventions au niveau de la base du crâne), en procurant presque toujours des mois, des années de soulagement et souvent une guérison durable, est une opération très recommandable.

C'est l'avis de presque de tous les auteurs, c'était la conclusion à laquelle était arrivé il y a longtemps Braetsch, qui terminait ainsi l'exposé de 93 cas de névrectomies : « Quand il n'y avait pas de délivrance complète, le mal était cependant plus supportable qu'avant l'opération, même quand son siège était trop profond pour pouvoir être atteint par le bistouri. Les cas de guérison étaient plus nombreux que ceux de simples améliorations. Des récidives assez fréquentes pourraient déconseiller l'opération, mais cette objection est détruite par les malades eux-mêmes, car tous ceux qui ont été délivrés une fois de leurs maux se soumettent facilement à une deuxième et même à une troisième opération, en cas de récidive. Il est arrivé que quelques-uns de mes malades revenaient tous les douze à quinze mois, quelques-uns même tous les six à huit mois. »

Élongations

	Numéros	NOMS D'AUTEURS	INDICATIONS bibliographiques	SEXE et ÂGE	SIÈGE DE LA NÉVRALGIE	Durée de la névralgie	NATURE DE L'OPÉRATION	RÉSULTATS IMMÉDIATS	RÉSULTATS DÉFINITIFS
MAXILLAIRE INFÉRIEUR	1	Crédé.	Observation I.	Jeune femme	Névralgie faciale.	9 ans	Élongation et résection du maxillaire inférieur au niveau du trou ovale. Procédé de l'auteur.	Soulagement immédiat.	La guérison se maintient au bout d'un an.
	2	Huhn.	Berl. klin. Wochenschrift, 1880. Lagrange, 1886.	H »	Névralgie du nerf maxillaire inférieur.	»	Élongation et résection du maxillaire inférieur au niveau du trou ovale.	»	Récidive au bout de dix-huit mois.
	3	Id.	Ibid.	H »	»	»	Id. Résection partielle du maxillaire inférieur (os) pour parer à une hémorragie.	»	Récidive au bout de deux ans.
	4	Dumont.	Zeitschrift für Chirurgie, 1884 Lagrange, 1886.	H 20 ans	Névralgie du trijumeau consécutive à un refroidissement.	»	Élongation du nerf maxillaire inférieur sous chloroforme jusqu'à l'anesthésie complète.	»	Guérison constatée trois ans après.
	5	Langenbuch.	Berl. klin. Wochen., 1880, Lagrange, 1886.	H 56 ans	Névralgie faciale.	9 ans	Élongation du nerf maxillaire inférieur par la voie buccale.	Soulagement immédiat, malgré la présence d'un phlegmon.	Guérison (pas de désignation de temps).
DENTAIRE	6	Pooley.	New-York medical Record, 1880.	H »	Névralgie rebelle du trijumeau. Dentaire, point principal.	5 ans	Élongation du dentaire inférieur.	Soulagement complet.	Récidive.
	7	Polaillon.	Société de chirurgie, 1881. Lagrange, 1886.	H 64 ans	Névralgie faciale épileptiforme.	3 ans	Élongation du dentaire inférieur.	Pendant quelques jours les crises douloureuses continuent plus espacées et moins violentes.	Guérison complète au bout de quinze jours. Récidive au bout de quatre mois.
	8	Id.	Ibid., 1882.	H 68 ans	Névralgie très violente siégeant surtout dans la portion droite du maxillaire inférieur.	3 ou 4 ans	Élongation modérée du dentaire inférieur. Section et arrachement du bout périphérique.	Pendant quinze jours le malade souffre autant qu'auparavant; mais les irradiations n'existent plus. A partir de ce moment les douleurs vont en diminuant.	Guérison complète à la sortie.

Élongations (suite)

	Numéros	NOMS D'AUTEURS	INDICATIONS bibliographiques	SEXE et AGE	SIÈGE DE LA NÉVRALGIE	DURÉE de la névralgie	DURÉE DE LA NÉVRALGIE	RÉSULTATS IMMÉDIATS	RÉSULTATS DÉFINITIFS
DENTAIRE (suite)	9	Marc Séc.	Observation IV.	F 47 ans	Douleurs névralgiques à la mâchoire inférieure.	6 ans	Élongation du dentaire par le procédé de Sonnenburg.	Soulagement immédiat malgré un phlegmon de la joue.	Guérison persistant deux mois après.
	10	Mouchet (de Sens).	Observation III.	F 38 ans	Tic douloureux de la face.	12 ans	Élongation du dentaire inférieur droit.	Soulagement immédiat. Quelques douleurs au bout de dix jours.	La guérison est complète au bout de deux mois.
	11	Longuet (de Bourges).	Observation II.	H 41 ans	Névralgie atroce du dentaire infér. droit. Tic douloureux.	4 ans	Id.	Soulagement complet.	Récidive au bout de six semaines.
	12	Péan.	Leçons de clinique chirurgicale. 1888.	"	Trijumeau droit.	"	Élongation du dentaire inférieur. Excision et arrachement des nerfs sous-orbitaire, dentaire inférieur et lingual.	Soulagement complet. "	Récidive. Guérison.
LINGUAL	13	Le Dentu.	Observation VI.	F	Névralgie faciale épileptiforme.	5 ans	Élongation du lingual. Élongation du sous-orbitaire.	Pendant cinq ou six jours, les douleurs persistent aussi intenses qu'avant l'opération; elles vont en suite en diminuant "	Guérison complète au bout de quinze jours. Récidive au bout de trois mois. «Résultat passable»
	14	Langenbeck	Observation V.	H 47 ans	Névralgie intense siégeant sur le trajet du lingual.	10 mois	Élongation du lingual.	Soulagement immédiat.	Deux mois et demi après l'opération, la guérison persiste complète.
	15	Clément Lucas	British medical Journal, 1884. Lagrange, 1888	"	Névralgie très douloureuse	"	Élongation du lingual.	"	L'auteur ne donne aucun renseignement sur le résultat de l'opération.
MENTONNIER	16	Vogt	Die Nervendehnung. Leipzig, 1877. Lagrange, 1886.	F "	Névralgie du nerf alvéolaire inférieur.	6 semaines	Élongation du nerf.	"	Guérison.
	17	Id.	Ibid.	H "	Névralgie faciale gauche, rebelle.	"	Élongation du nerf mentonnier à la sortie du trou.	Quelques accès douloureux pendant les trois premiers jours.	Guérison.
	18	Grainger-Stewart.	British medical Journal, 1870.	H 70 ans	Sous-orbitaire et mentonnier.	17 ans	1° Élongation du sous-orbitaire par Bishop. 2° Trente-six jours après, deuxième intervention. Le nerf sous-orbitaire fut coupé involontairement. 3° Vingt jours après, élongation du mentonnier.	Douleurs vives les premiers jours qui vont en diminuant. " "	Récidive au bout d'un mois. Pas de résultat. La guérison persiste au bout de huit mois.

Malgré nos recherches, nous n'avons pu retrouver dans les auteurs que 19 observations d'élongation, la plupart relativement anciennes ; très peu d'opérations de ce genre ont été pratiquées, ou du moins publiées dans ces dernières années.

La plupart de ces faits ont trait au maxillaire et au dentaire inférieur. Le buccal et l'auriculo-temporal n'ont pas, que nous sachions, été étirés dans le cas de névralgie. La seule relation, en effet, que nous ayons d'une intervention de ce genre est celle de Saltzmann, qui employa en même temps la résection et l'élongation dans un cas de névralgie du nerf buccal. La guérison pouvant être revendiquée en l'occurrence plutôt par la névrectomie que par l'élongation, nous avons cru devoir ranger ce fait parmi les cas de polynévrectomies successives.

Les résultats obtenus sont les suivants :

SUCCÈS PERSISTANT			RÉCIDIVES		
Après :			Après :		
3 ans.......	1 cas.	Dumont.	2 ans..	1 cas.	Hahn.
1 an........	1 —	Crédé.	18 mois.	1 —	Hahn.
2 mois......	3 —	Marc Sée, Mouchet, Langenbeck.	4 mois.	1 —	Polaillon.
			3 mois.	1 —	Le Dentu.
à la sortie de l'hôpital....	1 —	Polaillon.	3 semaines...	1 —	Longuet.
sans désignation de temps	4 —	Langenbüch, Vogt et Grainger-Stewart.	pas de désignation de temps.	3 —	Monod, Péan, Pooley.

1 résultat inconnu de Clément Lucas.

Sur ce total de 18 résultats connus fournissant 8 récidives et 10 guérisons, il faudrait, en bonne critique, enlever les quatre observations de Hahn, de Crédé et de Dumont, comprenant des cas où la section nerveuse a été pratiquée en même temps que l'élongation. Il ne resterait donc plus à l'actif de l'élongation proprement dite que 14 faits comprenant 8 guérisons suivies pendant peu de temps et 6 récidives.

Si l'on s'en rapporte aux frais qui précèdent, dont le nombre, nous le reconnaissons, est insuffisant pour qu'on puisse se faire une opinion arrêtée sur ce sujet, on voit que les résultats à brève échéance de l'élongation sont inférieurs à ceux des névrectomies pratiquées dans les mêmes conditions. Si on ajoute à cela qu'un certain nombre de malades, que nous avons considérés comme guéris, ont vu plus tard reparaître leurs souffrances, que d'autres (observations de MM. Monod et Péan) ont été guéris par la résection après avoir été infructueusement traités par l'élongation, on comprendra aisément que cette méthode ait été abandonnée dans le traitement des névralgies du nerf maxillaire inférieur.

La résection, malgré les réserves que nous avons faites au point de vue de ses résultats définitifs, l'emportant encore en efficacité et n'offrant pas, lorsqu'elle porte sur des nerfs purement sensitifs, les inconvénients des sections des branches nerveuses mixtes des membres devait facilement triompher. L'accord semble fait aujourd'hui sur ce point. La plupart des chirurgiens reprochant à l'élongation sa difficulté, son infidélité, ses guérisons de courte durée, qui se transforment souvent en améliorations passagères, l'ont bannie de la sphère du trijumeau et la réservent pour les cas de névralgies siégeant sur le trajet des nerfs des membres.

C'est l'avis de M. Monod (*Société de chirurgie*, 1884), c'est aussi celui de M. le professeur Lagrange, « quelques résections démontrent d'autant mieux l'infériorité de l'élongation, que cette dernière opération avait été tout d'abord pratiquée sans succès, témoin le cas de Monod.

» Ces chiffres nous permettent de porter sur l'élongation dans les névralgies du nerf dentaire inférieur un jugement très défavorable. C'est la résection, l'excision qu'il faut pratiquer. »

Notre maître, M. le professeur Forgue, dans son *Traité de thérapeutique* en collaboration avec M. Reclus, exprime la même opinion : « Si l'on considère que l'élongation du dentaire inférieur est laborieuse, que les guérisons obtenues par ce procédé sont de courte durée et si l'on compare les résultats de l'excision nerveuse, on est bien obligé de conclure avec Lagrange que la névrectomie pour le maxillaire inférieur paraît être de beaucoup préférable à l'élongation, aussi bien par le nombre de ses succès que par la constance de ses résultats.

» En somme, dans la thérapeutique des névralgies, l'élongation ne paraît pas avoir justifié l'enthousiasme de ses premiers panégyristes. *Tocca et sana*, disait Loretto. La névrotomie l'emporte pour la cure des névralgies du trijumeau et des ramuscules sensitifs ; elle ne conserve l'avantage que dans le domaine des nerfs mixtes dont elle respecte la conductibilité. »

Une exception à cette règle doit être faite en faveur du nasal ; l'arrachement de ce nerf ou opération de Badal donne, en effet, d'excellents résultats dans le cas de douleurs glaucomateuses.

CHAPITRE VI

INDICATIONS ET CONCLUSIONS

Comme nous l'avons déjà vu, les névralgies du maxillaire inférieur peuvent être symptomatiques ou spontanées.

Dans les névralgies symptomatiques, il est utile de rechercher le point de départ de la lésion. Si un certain nombre d'auteurs, suivant l'exemple de Létiévant, admettent, avec preuves nécropsiques à l'appui, l'inefficacité de la névrectomie dans les affections de cette nature, d'origine centrale, pour d'autres, Tripier par exemple, l'intervention chirurgicale ne doit dans ces cas jamais être tentée.

Les névralgies spontanées, névralgies *sine materiâ* des anciens auteurs, sont souvent entretenues par une lésion matérielle. La névrite ascendante serait fréquente dans ces conditions et finirait, lorsque l'intervention chirurgicale est trop retardée, par retentir sur les centres. « Nous ne sommes pas absolu, dit Tripier, nous croyons que les névralgies rebelles sont souvent centrales ; que beaucoup d'entre elles sont exclusivement périphériques, mais nous croyons que, parmi ces dernières, il en est un grand nombre qui finissent par se compliquer de lésions du côté des centres.

Comme on le voit, s'il est indispensable avant d'entreprendre une névrectomie d'être exactement fixé sur la topographie des lésions, il est non moins important pour un chirurgien prudent d'en connaître la nature. S'attendre à des résultats durables dans les cas de lésions d'origine centrale, ce serait s'exposer à de fréquentes déceptions. Très souvent, dans de telles conditions, la guérison se transforme en amélioration passagère, quelquefois cependant le soulagement a été définitif.

Comparé au traitement médical, le traitement ne saurait lui être préféré. Le second, en effet, n'est qu'un complément du premier.

C'est qu'en effet, comme le fait justement remarquer M. le professeur Forgue, « une névralgie ne relève du chirurgien que lorsqu'on a inutilement épuisé contre elle le riche formulaire des médicaments, non pas en courant au gré du formulaire, de la mode ou du malade, de l'une à l'autre des substances vantées dans la longue liste des analgésiques, mais en cherchant l'indication causale, afin de la bien remplir. »

Lorsqu'on se trouvera aux prises avec une névralgie qui, malgré les traitements les plus énergiques et les mieux entendus, employés pendant un temps suffisant, revient toujours avec une opiniâtreté et des douleurs intolérables, poussant le malade à réclamer un soulagement à tout prix, à tout endurer pour obtenir une guérison, il sera seulement alors du devoir du chirurgien d'intervenir. Les avis diffèrent à ce sujet, les uns voulant que l'on intervienne dans tous les cas, d'autres, au contraire, comme Tillaux, lorsque les névralgies sont bien localisées.

Il importe de ne pas apporter trop de retard à pratiquer l'opération : « C'est par des névrotomies précoces et larges que, — Tripier l'a indiqué, Second y a insisté, — on verra croître le nombre des guérisons durables, on aura les meilleures chances d'éviter les causes habituelles des récidives, les lésions secondaires centrales. Lorsque ces lésions secondaires centrales existent, nous dit Tripier, une intervention précoce

peut les atteindre à leur phase congestive, c'est-à-dire définitivement curable ; plus tard, ces lésions deviennent tissulaires,
et dès lors la suppression de la cause périphérique est impuis-
sante à faire disparaître le mal ; après une accalmie temporaire, il faut s'attendre à plus ou moins longue échéance au
réveil de ces lésions. » (Forgue et Reclus, *Thérapeutique chirurgicale*, 1891).

Conclusions. — 1° Les névralgies de la 3e branche du
trijumeau siègent ordinairement sur le trajet du nerf dentaire
inférieur, quelquefois sur le nerf lingual. Le buccinateur et
l'auriculo-temporal en sont rarement atteints.

2° Les méthodes chirurgicales employées dans le traitement de cette affection sont la simple névrotomie, aujour-
d'hui abandonnée, la névrectomie et l'élongation.

3° L'élongation, dans le nombre de cas assez restreint où
elle a été employée, n'a pas donné des résultats assez satisfaisants pour pouvoir être considérée comme une méthode
de traitement efficace des névralgies siégeant dans la sphère
du nerf maxillaire inférieur.

4° La névrectomie, qui, si elle ne guérit pas toujours les
malades, les soulage du moins presque toujours, doit obtenir la préférence. L'intervention devra varier suivant les circonstances.

5° L'opération de Monod, dans les cas où la lésion est exactement limitée au rameau mentonnier ; la résection par trépanation de la branche montante dans toutes les autres névralgies du dentaire, dans celle du lingual, et à fortiori dans les
névralgies simultanées de ces deux nerfs, constituent les procédés de choix.

6° L'incision préconisée par M. le professeur Dubrueil réduit au minimum les inconvénients de cette dernière méthode. L'emploi du thermo-cautère pour la section du nerf garantit mieux contre les dangers d'une récidive par régénération nerveuse.

7° En ce qui concerne le nerf buccal, les procédés qui utilisent la voie cutanée paraissent préférables.

8° Le seul procédé employé jusqu'à ce jour pour la résection de l'auriculo-temporal est celui de Michel.

9° Lorsque la douleur siège en même temps sur plusieurs branches, il faut avoir recours à la résection simultanée de tous les nerfs intéressés.

10° En cas de récidive, une deuxième et même une troisième opération sont parfaitement légitimes, la névrectomie donnant même dans ces conditions de bons résultats.

11° Les interventions portant sur le tronc même du nerf, au niveau de la base du crâne, constituent la dernière ressource thérapeutique de la chirurgie en matière de névralgies de la 3° branche du trijumeau. Elles ne doivent donc être tentées qu'en dernier lieu, après les échecs réitérés des méthodes précédentes.

12° Dans cet ordre on pourrait, à l'exemple de Eugen Hahn et de Crédé, lorsqu'on soupçonne une névralgie ayant amené des altérations du côté des centres, joindre l'élongation à la résection.

BIBLIOGRAPHIE

ALBERT. — Neurektomien (Wiener medical Presse, 1885. n° 39).

ARNISON. — Neuralgia of the inferior dental nerve (British med. Journal, 1890, tome 1, page 20).

ARTAUD et GILSON. — Revue de chirurgie (1882).

AUERBACH. — Zur Casuistik der Nervendehnung.

BADAL. — De l'élongation des nerfs et de ses applications à la chirurgie (Gazette hebdomadaire de médecine. Bordeaux, 1881)

BÉNARD. — Contribution à l'étude des procédés opératoires employés dans les cas de névralgie du trijumeau (Paris, 1885).

BLAND-SUTTON. — A case of neurotomy of the third division of the fifth nerve at the foramen ovale. (British med. Journal, 1887).

BLUM. — Archives générales de médecine (1877).

BORELIUS. — Resection af tridge grenen of nervus trigeminus vid foramen ovale (Hygiea, Stockholm, 1890, page 45).

BOYER. — Traité des maladies chirurgicales (tome VI, 1822).

BROWN-SÉQUARD. — Société de biologie (janvier 1881).

CHALOT. — Nouveaux éléments de chirurgie opératoire (Paris, 1886).

CHAPONNIÈRE. — Essai sur le siège et les causes de la névralgie faciale (Paris, 1832).

CHAUVEL. — Elongation des nerfs (Archives générales de médecine, 1881 et 1885, Bulletin de la Société de chirurgie, 1883).

Compte rendu du 9me congrès (1883) de la Société allemande de chirurgie (Klinische Wochenschrift, 19 avril 1880, page 235).

CONRAD. — Experiment. untersuchung ueber Nervendehnung (Inaug. dissertat., Greifswald, 1876).

CONRAD (Hermann). — Ueber Neuralgien und ïhre chirurgische behandlung (1889).

CRÉDÉ. — De l'élongation du nerf dentaire ou mieux du tronc du maxillaire inférieur à la sortie du trou ovale (in Revue Hayem, 1882).

CZERNY. — Archiv. fur Psychiatrie und Nervenkrankeiten (1879).

DÉNOT. — Dissertat. sur les affections locales des nerfs (1822).

DUMONT et BERNE. — Conséquences de l'élongation et de la résection dans les névralgies du trijumeau (Deutsche Zeitschrift für Chirurg., tome XIX).

DUMONT. — Elongation des nerfs (Ibid., 1883).

DUPLAY. — Sur une forme particulière de névralgie du maxillaire inférieur (Société de chirurgie, nov. 1885).

DUVAULT. — De la distension des nerfs comme moyen thérapeutique (Thèse Paris, 1876).

FAUCON (DE). — Des résections nerveuses dans les affections des nerfs (Thèse, Strasbourg, 1869).

FERRAR. — Chicago medical Journal and examiner (1878).

FORGUE et RECLUS. — Traité de thérapeutique chirurgicale (Paris, 1892).

GABRIEL (J.).— Ein Fall von Tic douloureux in gebiete des Nervus alveolaris inferior und dessen behandlung durch Neurektomie (Breslau, 1886).

GALIEN. — De motu musculorum (traduction Darenberg).

GALLOZI. — De la résection du nerf dentaire inférieur (Ecco. de Osp., Napoli, 1883).

GARRETSON. — Nouveau procédé pour la résection du nerf maxillaire inférieur dans la fosse sphéno-maxillaire (Philad. med., Times, décembre 1881).

— Excision du nerf dentaire au niveau du trou dentaire pour une névralgie invétérée (Médec. Record. New-York, 1880).

Gazette médicale de Strasbourg. — Article de Hergott et de Michel (1862).

GOUX. — Des causes de récidive des douleurs névralgiques (Thèse de Strasbourg, 1866).

GRASSET. — Traité des maladies du système nerveux.

GROSS. — Trigeminal neuralgia relieved by ligation of the common carotid artery et neurektomy (American journal of the medic. sciences, 1883), et trigeminal neuralgia (id., 1885).

GUÉRIN. — Médecine opératoire (1851).

GUSSENBAUER. — Traitement de la névralgie du trijumeau (Prag. medic. Wochenschrift, 1886, n° 31).

HARLESS et HUBER. — Zeitschrift für Rat. medic. (1859, n°s 44 et 47).

HÉLIE. — Névralgies des édentés, considérée au point de vue de la pathogénie et du traitement (Th. Paris, 1884).

HESSLER. — Zur Casuistik der Nervendehnung (Dissertat. Berlin, 1881).

HEYMANN. — De la division des nerfs dans le tic douloureux (Th. Strasbourg, 1857).

HORSLEY. — De la névralgie du trijumeau (British medic. Journal, 1887).

— Des différents procédés employés dans le traitement chirurgical des névralgies du trijumeau (Ibid., décembre 1891).

HUETER. — Grundriss der Chirurgie (tome II).

HURD. — A treatise on neuralgia (Détroit, 1890).

HUTCHINSON. — Two cases of ligature of the common carotid artery for trigeminal neuralgia (Medic. News Philadelp., 1885).

KRÖNLEIN. — Ueber eine neue Methode der Resection des 2 und 3 astes des Ner. trigeminus unmittelbar am foramen rotundum und ovale (Deutsche Zeitschrift für Chirurgie, 1884).

LAGRANGE. — Valeur thérapeutique de l'élongation des nerfs (Paris, 1886).

LANG. — Contribution à la pathologie et au traitement des névralgies du trijumeau (Correspond. Blatt. für schweis. Aerzte, 1877).

LESLIE. — On the cure of facial neuralgia odontalgia and allied neurose (Edimb. medic. Journal, 1889).

LÉTIÉVANT. — Traité des sections nerveuses (Paris, 1873).

LEVERDIT. — Dissertations sur la névralgie faciale (Paris, Thèse, 1817).

LÖRHL. — Thèse (Tubingen, 1864).

LÖSSEN. — Contralblatt für Chirurgie (1876, n° 20).

MALGAIGNE. — Traité de médecine opératoire (Paris, 1860).

MARSHALL. — De l'élongation des nerfs ou de la névrectomie pour le soulagement de la douleur (Londres, 1887).

MASSE. — De l'élongation des nerfs (Gaz. hebdomad. de médec. de Bordeaux (1881).

MEARS. — Résection du nerf dentaire inférieur (Medec. News Philadelphie, 1884).

MENZEL. — Résection intra-buccale du nerf dentaire inférieur (Gaz. médic., 1873).

MICHON. — Des moyens chirurgicaux employés comme traitement de la névralgie faciale rebelle (Thèse Paris, 1882).

MICKULICZ. — Centralblatt für Chirurgie (1888).

MOLLIÈRE. — Du nerf dentaire inférieur. — Anatomie et physiologie (Th. Paris, 1871).

MONOD. — De la résection de l'extrémité terminale du nerf dentaire inférieur dans les névralgies rebelles de ce nerf (Bullet. Société de chirurgie, 1884).

NAVRATIL. — Neurektomie wegen neuralgia des trigeminus astes (Med. chirurg. Presse de Buda-Pest, 1882).

NÉLATON. — Bullet. de thérapeutique (1864).

NICAISE. — Maladies des nerfs (in Encyclopédie internationale de chirurgie).

NUSSBAUM. — Deutsche Zeitschrift für Chirurgie (1872, page 450).

OBALINSKI. — Wiener medic. Presse (1889).

ŒLLANDER. — The Lancet (1875).

OMBONI (Vincenzo). — Résultats cliniques de l'élongation des nerfs (Annali universali di medic. et chirurg., 1883).

OSTROM. — Excision of the inferior maxillary nerve at the foramen ovale (Pancoast operation) for intraitable neuralgia (N. Americ. Journal, 1889).

PANAS. — Archives générales de médecine (1873).

PANCOAST. — A new operation for the relief of persistent facial neuralgia (Philad. medic. Times, mai 1872).

PAULET et SARRAZIN. — Atlas d'anatomie topographique.

PÉAN. — Leçons cliniques de chirurgie (Paris, 1888).

POZZI. — Valeur comparée de la névrectomie et de l'élongation (Gazette médicale Paris, 1883).

RAULIN. — Étude critique sur le traitement de la névralgie du trijumeau (Thèse Bordeaux, 1891).

RÉGNIER. — De la névralgie faciale (1819).

RICHARDSON. — A dissection of the inferior maxillary nerve at the foramen ovale, illustrating a new methode of dividing that nerve for neuralgia (Boston medic. and surgic Journ., 1890).

RICOUX. — Traitement chirurgical de la névralgie du nerf dentaire inférieur (Thèse Paris, 1884).

SALZER (Fritz). — Resection des dritten trigeminus astes am foramen ovale (Archiv. f. klinische Chirurgie von Langenbeck, 1888).

SAPPEY. — Traité d'anatomie descriptive.

SCHEWING. — De l'élongation des nerfs (Thèse Paris, 1886).

SÉDILLOT. — Traite de médecine opératoire.

STINTZING. — Ueber Nervendehnung (Centralblatt f. Chirurg., 1883).

TESTUT. — Traité d'anatomie descriptive (Paris, 1890).

THIERSCH. — De l'extirpation des nerfs (Centralblatt f. Chirurgie, 1888).

TRIPIER. — Trois cas de névralgie rebelle du dentaire inférieur (Revue de chirurgie, 1889). — Article Névrotomie du Dictionnaire encyclopédique.

TROMBETTA. — Sullo stiramento dei nervi (Messine, 1880).

TUFFIER. — Névralgie faciale chez un vieillard édenté : Mort. Névrite du dentaire inférieur.

TUTSCHECK. — Inaugural dissertation (Munich, 1875).

Union médicale. — Article de Roux (1852), de Wagner (1857).

VALENTIN. — Versuche einer physiolog. patholog. der nerven.

VALLEIX. — Traité des névralgies (Paris, 1841).

VELPEAU. — Journal des connaissances médico-chirur. (1835).

VERNET. — Etude critique sur le traitement chirurgical de la névralgie du nerf dentaire inférieur et en particulier sur la résection (Thèse Bordeaux, 1890).

VOGT (de Greifswald). — L'extension des nerfs considérée comme opération de la pratique chirurgicale (Leipzig, 1877).

VOISARD. — De la résection des nerfs dentaires supérieur et inférieur (Thèse Strasbourg, 1864).

WALLACE. — Opération pour atteindre les nerfs gustatif et dentaire inférieur sans ouverture de la bouche (Edinb. medic. Journ., 1890).

WALSHAM. — The surgical treatment of facial neuralgia (Brit. med. Journ., 1882).

WIET. — Contribution à l'élongation des nerfs (Thèse Paris, 1881).

WEIR. — Neurektomie of inferior dental nerve (Medic. News Philadel., 1890).

WYNE-FOOT. — Notes sur certains cas de névralgie faciale (The Dublin Journ. of medic. scienc.).

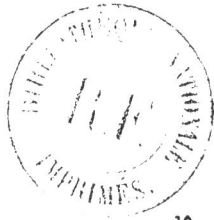

.

www.ingramcontent.com/pod-product-compliance
Lightning Source LLC
Chambersburg PA
CBHW062002200326
41519CB00017B/4638